全国高等学校基础医学实验教学改革系列教材

供临床、口腔、预防、护理、影像、药学、中医等专业用

医学形态学实验教程
组织学与胚胎学分册

主 编 刘冠兰

副主编 张晓东 袁 衡

主 审 吴长初

编 者 （按姓氏笔画排序）

刘冠兰（长沙医学院） 罗文奇（长沙医学院）

李 杰（湖南中医药大学） 段炳南（中南大学湘雅医学院）

李双容（长沙医学院） 袁 衡（长沙医学院）

吴长初（长沙医学院） 董丽萍（长沙医学院）

张晓东（长沙医学院）

秘 书 罗文奇（兼）

人民卫生出版社

图书在版编目（CIP）数据

医学形态学实验教程 . 组织学与胚胎学分册 / 刘冠兰主编 .
—北京：人民卫生出版社，2017

ISBN 978-7-117-24944-7

Ⅰ.①医⋯ Ⅱ.①刘⋯ Ⅲ.①人体形态学 – 实验 – 医学院校 –
教材 ②人体组织学 – 实验 – 医学院校 – 教材 ③人体胚胎学 –
实验 – 医学院校 – 教材 Ⅳ.①R32-33

中国版本图书馆 CIP 数据核字（2017）第 188696 号

| 人卫智网 | www.ipmph.com | 医学教育、学术、考试、健康，购书智慧智能综合服务平台 |
| 人卫官网 | www.pmph.com | 人卫官方资讯发布平台 |

医学形态学实验教程　组织学与胚胎学分册

主　　编：刘冠兰
出版发行：人民卫生出版社（中继线 010-59780011）
地　　址：北京市朝阳区潘家园南里 19 号
邮　　编：100021
E - mail：pmph @ pmph.com
购书热线：010-59787592　010-59787584　010-65264830
印　　刷：三河市潮河印业有限公司
经　　销：新华书店
开　　本：787×1092　1/16　印张：10
字　　数：243 千字
版　　次：2017 年 8 月第 1 版　2024 年 3 月第 1 版第 17 次印刷
标准书号：ISBN 978-7-117-24944-7/R·24945
定　　价：46.00 元

打击盗版举报电话：010-59787491　E-mail：WQ @ pmph.com
（凡属印装质量问题请与本社市场营销中心联系退换）

全国高等学校基础医学实验教学改革系列教材
编审委员会

主 任 何彬生

副主任 卢捷湘　何建军　罗怀青　周启良

委 员 （以姓氏笔画为序）

卢捷湘　　向光盛　刘 佳　刘万胜

吴长初　　何月光　何建军　何彬生

欧阳四新　罗怀青　周启良　秦晓群

夏忠弟　　黄春霞　舒衡平　曾 明

总策划 罗怀青

全国高等学校基础医学实验教学改革系列
教材目录

序号	书 名	主 编
1	化学实验教程	蒋银燕
2	医学形态学实验教程　人体解剖学分册	徐四元
3	医学形态学实验教程　组织学与胚胎学分册	刘冠兰
4	医学形态学实验教程　病理学分册	郝 一
5	生物化学与分子生物学实验教程	龙 昱
6	病原生物学与免疫学实验教程	吴高莉
7	基础生物学实验教程	陈丹娜
8	医学机能实验学教程	罗怀青

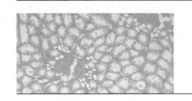

总　序

随着医学教育改革不断深入,其目标已向培养高素质、强能力、具有创新精神的综合型人才转变。医学实验教学是医学人才培养的重要环节,国内各高校对实验教学内容、教学方法和手段、管理体制等进行了大量的改革与探索。教育部在全国医学院校开展专业认证和审核评估,把实验教学改革再次推向新的高潮。

在医学教育认证和本科审核评估中,课程整合是其中一项重要指标,实验课程融合和教学改革是其中重要部分。为加强学生动手能力培养,强化学生创新思维训练,有效开展实验课程的融合,促进医学人才质量的提高,我院开展了基础医学实验教改系列教材的研究与编写。

本套教材在原有编写教材的基础上,根据专业认证的标准及本科审核评估目标要求,进行了较大幅度的改写,更加注重学生能力培养的个性化教学需求,注重创新思维和创新精神的培养,较好的实现了基础与基础、基础与临床知识融合及知识运用能力的培养。

首先,对基础医学课程实验教学内容进行优化整合,形成为医学形态学实验、机能学实验、生物化学与分子生物学实验、病原微生物学与免疫学实验、化学实验等实验教学。

其次,实验项目按照“基础性实验、综合性实验、设计性与创新性实验”三大模块编写,精减了基础性实验和重复的实验项目,增加“三性”实验项目,实验内容联系后续课程及临床,重点突出对知识点的横向与纵向联系。

第三,按照“虚实结合,以实为主,以虚补实”的原则,增加了虚拟仿真实验模块。

第四,融合最新的科研成果转化为不同课程之间的综合性、创新性实验项目,全面提升医学专业人才质量。

本次出版的基础医学实验教学系列教材是长沙医学院教育教学改革成果的重要组成部分,我们期盼着这些成果能够成为医学人才培养迈上新台阶的标志。

欢迎兄弟院校的专家学者雅正指导!

何	
2017 年 4 月

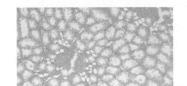

前　　言

　　组织胚胎学实验是高等医学教育重要的基础实践课程。《医学形态学实验教程——组织学与胚胎学分册》是医学生验证理论知识、培养综合应用能力与科技创新能力的实践指导书。本书的编写，以现代教育理念为指导，以医学本科人才培养方案为依据，以《组织学与胚胎学》实验教学大纲目标要求为基础，以突出学生实践应用能力、创新能力和综合能力培养为目的，拓宽学生自主学习、竞争性学习的空间和领域，实践以学生为本的实验教学理念、科学与人文精神并举的实验教学体系。

　　本书的特点：

　　1. 本书以内容精炼、图文并茂、版面美观、科学实用为原则。

　　2. 全书分"基础性实验""综合性实验""创新设计性实验"和"虚拟仿真实验"4篇(共18章)，各章节设计了思考练习和知识拓展内容。充分体现了基本理论、基本知识、基本技能的科学内涵，并通过综合性实验、创新设计性实验和虚拟仿真实验，最终使学生达到：理论知识的拓展、科学技能的培养、综合素质的提高、动态思维学习、基础联系临床之目的。

　　本书的适用对象：主要适用于临床医学本科专业，也适用于口腔医学、预防医学、护理学、医学检验学和医学影像学等本(专)科医学专业的实践教学。

　　本书如期编辑出版，要感谢长沙医学院各级领导的大力支持；感谢中南大学湘雅医学院的祝继明教授、严文保教授为本实验教程所奠定的良好基础；感谢中南大学湘雅医学院段炳南教授和湖南中医学院李杰教授的参与与指导；感谢组织学与胚胎学教研室全体老师的共同协作。凡为本实验教程的出版作出贡献的人们，在此一并感谢！

　　由于水平有限、时间仓促，书中不妥之处恳请专家、同道、老师和同学们批评雅正，使之再版时更加严谨、完善。

刘冠兰
2017 年 4 月

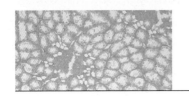

目　录

第二篇　综合性实验

第三篇　设计创新性实验

第四篇　虚拟仿真实验

第一篇　基础性实验

第一章
绪　　论

第一节　实验室管理要求

一、实验目的

（一）通过实验操作和观察，验证理论教学内容、加深和巩固对理论知识的理解。

（二）通过对各种组织切片、模型、电镜照片和实物标本的观察，达到能正确辨认正常人体的组织和主要器官，学会辨认方法。熟悉人体发生的基本过程、主要器官系统的发生概况和一些常见的先天性畸形。

（三）通过各种实际操作，学会运用比较、分析和综合的科学方法，培养分析问题和解决问题的能力。通过实验过程的操作和作业，进行本学科的基本技能训练，例如显微镜的使用，用文字或绘图的方法准确、系统地描述观察对象。

（四）通过实验，培养严谨求实的科学态度和耐心细致的科学素质。

二、实验要求

（一）实验前对照教学进度表，每次实验课前做好预习，以了解本次实验的目的和具体内容，并针对实验内容复习相关的理论课内容。

（二）实验课应带教科书、实验指导、教学进度表、作业本、绘图铅笔（普通 HB 铅笔和红蓝铅笔）、橡皮擦和直尺等。

（三）实验时要集中注意力，认真听好带教老师的课前交待，对照实验指导进行观察和思考。观察示教片时不得随意移动示教片，以免影响其他同学的观察。

（四）认真做作业，按时完成。

（五）不迟到、早退，实验时不得任意离开实验室。爱护公物，严格遵守实验室规则。

三、实验室规则

（一）保持实验室安静和整洁，不得在室内喧哗、打闹和吸烟。禁止随地吐痰、乱扔纸屑秽物，禁止在实验台、显微镜以及切片盒等处乱写乱画。进入实验室必须穿戴整齐，不得穿拖鞋、背心进入实验室。

（二）按安排的座位就座，按指定号码使用显微镜和切片，不得擅自拿用他人的显微镜或切片，不得擅自拆卸和更换显微镜的部件。

（三）损坏或丢失显微镜、切片、模型等或显微镜出现故障均应立即报告老师，酌情处理。

（四）实验完毕，将显微镜和切片放回原处。

（五）课后：值日生负责打扫卫生，关好水、电灯和门窗。

第二节　显微镜的介绍及切片制作与图像观察

一、显微镜的结构

显微镜是精密的贵重仪器，是实验课的主要工具，能否熟练地使用，直接影响实验效果。因此必须了解显微镜的结构和学会正确而熟练地使用及妥善地保护显微镜（图 1-1）。

1. 机械装置部分

（1）镜座：在最下部，起支持作用。

（2）镜臂：呈弓形，作支持和握取之用。

（3）镜筒：连于镜臂上端，上部可插入目镜。

（4）载物台：放切片的平台，中有圆孔。台上有推片器和片夹。

（5）旋转盘：上接镜筒，下接物镜，可以旋转以更换物镜。

（6）粗调节器：连于镜臂下部两侧，用于低倍镜焦距的调节。

（7）细调节器：连于左右粗调节器的外端，用于高倍镜焦距的调节。

2. 光学系统部分

（1）目镜：可分 5×、10× 或 15×。

（2）物镜：可分低倍镜（4×、10×）、高倍镜（40×）、油镜（100×）。（显微镜放大倍数 = 目镜放大倍数 × 物镜放大倍数）。

（3）聚光器：位于载物台下，可上下移动。内装虹彩光圈，可放大和缩小。

（4）集光器：在镜座上，内为一个灯泡。

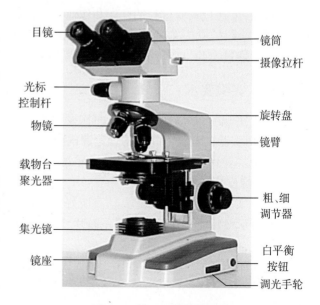

图 1-1　数码显微镜的结构

3. 数码显微镜的特别部分

(1) 电源开关:位于镜座右侧下部,黑色。

(2) 调光手轮:位于镜座右侧下部,电源开关的下方,黑色圆盘状,调节灯泡亮度。

(3) 白平衡按钮:位于镜头后侧,红色。

(4) 摄像头:位于镜筒上方,灰色。

(5) 遮光拉杆:位于镜筒右侧,银白色,调节可选择是否摄影。

(6) 光标控制杆:位于镜筒左侧,黑色,可用来调节光标位置和亮度。

二、显微镜使用和维护

(一) 数码显微镜使用方法

1. 观察前准备

(1) 位置:镜座放置于桌面中央,距桌沿不得少于一寸。课间休息离开座位时,应将显微镜移向桌内,以免碰落损坏。

(2) 检查:镜座右侧的调光手轮是否在弱光的位置,即逆时针旋到最底位。

(3) 开机:打开镜座右侧下部的电源开关——黑色按钮。

(4) 白平衡调整:用 10 倍或 40 倍物镜,在不放切片的情况下,将光源调到稍亮,然后长按镜头后方的白平衡按钮(红色)3~5 秒。

2. 观察操作

(1) 对光:上升聚光器,放大虹彩光圈。转动旋转盘,将低倍物镜对正载物台的圆孔,转动粗调节器使载物台距物镜约 5 毫米。用左眼从目镜观察,同时调节调光手轮,至整个视野达到均匀明亮为止(将光源调到自己双目舒适的亮度)。

(2) 视度补偿:调节目镜双筒找到自己的瞳距,此时双眼的图像重合在一起,横拉板上的数字(例如"60")就是自己的瞳距,然后将两只目镜外侧的刻度线调整到瞳距数字(例如"60")的位置。

(3) 调光标:将绿色光标移到视野中间,开始观察,如需提问,将有疑问的结构移到光标指示处,按下呼叫按钮。

(4) 开启影像互动:拉开镜筒右侧的遮光拉杆。

(5) 低倍镜的使用:取标本擦净,应使盖玻片朝上,放在载物台上,用片夹夹紧,并将组织切片通过载物台调节手轮推移到载物台圆孔的正中。然后,以左眼从目镜观察,同时转动粗调节器,至物像清晰。必要时,再用细调节器调节焦距。

(6) 高倍镜的使用:先将需高倍镜观察的组织于低倍镜下移至视野正中,然后转高倍镜。再从目镜观察,并转动细调节器,至物像清晰。

(7) 油镜的使用:先在高倍镜下将需观察的组织移至视野正中,转离高倍镜。在标本上滴石蜡油一滴(勿使产生气泡),转换油镜。两眼从侧面观察。同时慢慢上升载物台,使油镜头浸入油滴而不与玻片接触。再从目镜观察,并转动细调节器,至物像清晰。使用油镜时,注意光线一定要明亮。

3. 显微镜的维护

(1) 关闭电源:将光源亮度调到最低,关闭黑色电源开关。

(2) 降下载物台:调整载物台标尺位置,降下载物台。

（3）调整物镜：将物镜移开光轴，呈"八"字形。

（4）盖除尘罩：检查以上步骤后，套上显微镜罩布。

（5）使用登记：写好显微镜的使用登记本。

（二）显微镜使用的注意事项及保护

（1）搬动显微镜要慎拿轻放，使用显微镜要严格遵守规程。

（2）课间休息时，应关闭显微镜电源开关。

（3）显微镜必须经常保持清洁。机械部分可用纱布或绸布擦净；光学部分（集光镜除外）只能用擦镜纸轻轻擦拭，严禁用手或其他物品擦拭，以防污损。

（4）油镜使用后，应立即用擦镜纸沾少量清洗剂将镜头擦净。

（5）显微镜部件不得拆卸或互相调换，若有故障，应立即报告老师进行处理，不得自行修理。

三、组织切片制作与观察

（一）组织切片的制作

1. 组织切片制作过程　组织取材→固定→修整→脱水→透明→包埋→修块→切片贴片→脱水→透明→染色→干燥→封片。

2. 染色　常用苏木精-伊红染色法（hematoxylin-eosin staining，HE 染色法）（图 1-2）。

（1）苏木精：碱性，使染色质和核糖体着紫蓝色。

（2）伊红：酸性，使胞质和细胞外基质着红色。

（二）观察切片应注意的问题

1. 注意切片的染色法　常用的 HE 染色法只能显示组织的一般结构，不能显示组织的所有结构，某些结构或成分需用特殊染色法或组织化学方法等才能显示，例如网状纤维、肥大细胞、嗜银细胞、网织红细胞、高尔基复合体及线粒体等。

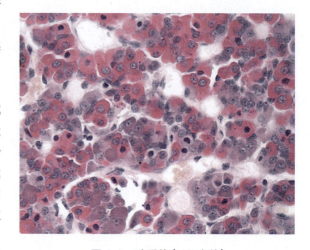

图 1-2　脑垂体（HE 高倍）

2. 要全面、系统地观察切片　先用肉眼观察切片标本，熟悉标本的大体形态，寻找要观察的大致部位。然后用低倍镜观察标本的全貌，结构层次或组织分布，并选择典型结构，再转高倍镜进一步观察。

3. 建立细胞、组织和器官的立体观念　在一张切片上，往往能够观察到细胞和组织不同部位和方向的断面。同一种细胞、组织和器官，通过不同部位和方向的切面，所显示的形态和结构常不相同（图 1-3）。因此，一般要求观察到细胞或组织的纵切面与横切面，并尽可能观察到不同部位和其他方向的切面。然后将不同切面的形态特点加以分析、综合，获得一个正确而完整的立体图像。一个器官通常只观察一种方向的断面，故要将平面图像转化为立体图像，更需多加思考。

4. 善于运用比较分析和综合分析的方法 为提高辨认能力,在组织标本中,有些细胞、组织和器官的形态相似,例如中性粒细胞与嗜酸性粒细胞、复层鳞状上皮与变移上皮、致密结缔组织与平滑肌组织、骨骼肌与心肌组织、淋巴结与脾脏、小肠与结肠、三种唾液腺与胰腺、甲状腺与哺乳期乳腺、子宫增生期与分泌期等。应对其进行认真比较,综合分析,以掌握各自的结构特点。

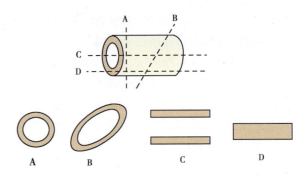

图1-3 直血管的各种切面示意图
A. 直血管的横切面;B. 直血管的斜切面;C. 直血管的正中纵切面;D. 直血管的边缘纵切面

5. 理论和实际相联系 有时切片所见与理论描述不完全一致,其原因可能是组织或器官所处的生理状况不同所致,例如腺细胞在分泌前和分泌后,它们的形态往往有改变;可能是取材不同,动物与人的组织形态或多或少均存在差异,例如大白鼠的肥大细胞较人的大,猪的肝小叶界限较人的清楚,狗、猫小肠腺的潘氏细胞甚少或没有,甲状旁腺无嗜酸性粒细胞,兔、猫卵巢的间质腺较人的发达;可能是制片过程中引起的人工假象,例如固定剂致使组织的变形(细胞形态改变,细胞间隙增大),甲醛溶液或重铬酸钾等固定剂未除尽,使组织中出现不规则的黑色沉淀物;可能是取材不及时或组织有病变,使细胞发生肿胀、核固缩,胞质显空泡,甚至有寄生虫等;可能是切片刀有缺口,造成组织发生纵行裂痕;或浸蜡时间过长,组织脆硬,易产生不规则裂纹;也可能是贴片时未充分展开,组织重叠形成深染的条索状结构,等等。因此,当标本出现与理论描述的形态不同时,应认真思考分析。

四、关于怎样观察透射电镜图像

1932年Ruska发明了以电子束为光源的透射电子显微镜(transmission electron microscope,TEM)(图1-4),电子束的波长要比可见光和紫外线短得多,并且电子束的波长与发射电子束的电压平方根成反比,也就是说电压越高波长越短。透射电子显微镜可以看到在光学显微镜下无法看清的小于0.2nm的超微结构。

透射电镜下拍摄的照片是生物组织细胞超微结构的二维图像,制作时,经醋酸铀等重金属离子染色,因细胞成分密度以及吸附的重金属离子程度不同,当电子束投射到密度大、重金属多的部位时,电子被散射得多,投射到荧光屏上的电子少而呈暗像,电镜照片呈黑或深灰色,称该结构电子密度高,反之呈灰色,称电子密度低。在照片上识别各种超微结构时,要结合其三维形态特征及部位进行辨认。下面将电镜照片中细胞的超微结构形态特征扼要描述。

1. 细胞膜和核膜(cell membrane and nuclear membrane)三维形态中,细胞膜包裹整个细胞,而核膜则包裹全核。

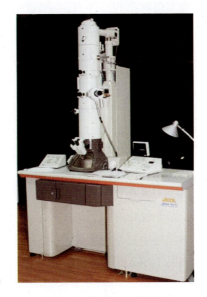

图1-4 透射电子显微镜

在电镜照片中,膜结构均呈现电子致密(黑色)的条纹状形态。细胞膜为单层,当切面刚好与膜正切时,可看到内外两层电子致密、中层电子密度较低的"两暗夹一明"的单位膜三层结构图像。核膜有内、外两层,核外膜浆膜面附有核糖体(黑色小颗粒),核内膜的核膜常附着内致密层。两层核膜之间的腔隙称核周间隙,两层核膜彼此融合处是核孔所在部位。

2. 染色质及核仁(chromatin and nucleolus)　细胞核内电子致密的块状结构是异染色质,低电子密度区为常染色质所在部位。核仁呈绒球状,周围常包绕一层异染色质形成的外壳。因切面原因,通常核仁少见。

3. 滑面内质网和粗面内质网(smooth endoplasmic reticulum and rough endoplasmic reticulum)　三维形态中的滑面内质网和粗面内质网是互相吻合成网的不规则的管泡状或囊泡状形态,而粗面内质网则由互有通道的扁平囊泡组成,其表面附着许多核糖体。在电镜照片中,两种内质网均呈现为管泡状或囊泡状形态。区分的特征是:粗面内质网的表面附有颗粒状的核糖体,滑面内质网表面光滑。

4. 线粒体、溶酶体和过氧化物酶体(mitochondria and lysosome and peroxidase)　线粒体、溶酶体和过氧化物酶体的三维形态都是颗粒状。电镜照片中,它们的切面多呈圆形或椭圆形。其区别是:线粒体有两层膜,内膜内褶折叠成嵴;溶酶体只有单层膜,内部充满均质状或细小颗粒状物质,常出现在高尔基复合体附近。另外,在细胞周边区还可看到一种内含环板状膜残体的次级溶酶体;过氧化物酶体一般较小,内含细小颗粒性物质,与小溶酶体不易区别,需要过氧化氢酶电镜细胞化学方法定性(图 1-5)。

5. 高尔基复合体(Golgi complex)　高尔基复合体的三维形态是多层重叠的扁平囊泡,其表面散在许多大小囊泡。在电镜照片中,只有较典型的高尔基复合体呈现多层并排的小管泡,一侧紧贴许多小圆泡。由于切面原因,有时只看到多层紧靠的小管泡,有时则呈现为大量小圆泡间有少量管泡结构。高尔基复合体大多位于近核区。

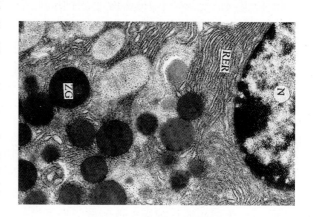

图 1-5　胰腺细胞透射电镜图

6. 微丝、微管和中心粒(microfilament,microtubule and centrioles)　电镜照片中,微丝的纵切面呈细丝样形态,分粗微丝和细微丝两种;直径介于粗、细微丝之间为中间丝;微管的横切面呈小圆圈状形态。照片中看到的九组互相垂直的三联空心微管形态是中心粒。

五、扫描电镜照片图像的辨认

扫描电子显微镜(scanning electron microscope,SEM)(图 1-6),是 1965 年发明的较现代的细胞生物学研究工具,主要是利用二次电子信号成像来观察样品的表面形态,即用极狭窄的电子束去扫描样品,通过电子束与样品的相互作用产生各种效应,其中主要是样品的二次电子发射。二次电子发射能够产生样品表面放大的形貌像,这个形貌像是在样品被扫描时按时序建立起来的,即用逐点成像的方法获得放大图像(图 1-7)。

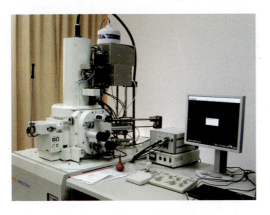

图 1-6　扫描电子显微镜

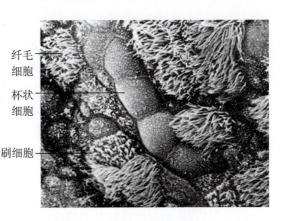

图 1-7　气管纤毛扫描电镜图

纤毛细胞
杯状细胞
刷细胞

六、作业与练习

(一) 绘图的要求和方法

绘图是本课程的一项基本技能,是实验报告的主要内容,课前应准备各种文具(见实验要求),绘图力求实事求是,科学性第一。可参考教材图绘图,但不能抄图。绘图的程序如下:

1. 在全面、系统观察切片的基础上,选择具有代表性的典型结构。

2. 确定绘图的位置和大小,一般绘图在实验报告上 1/3 纸页处,图幅约占纸页 1/4 ~ 1/6,不宜过大或太小(见绘图格式示例)。

3. 用铅笔轻轻勾画细胞或组织结构的形态轮廓,然后从内向外或由表及里描绘微细结构。注意各种细胞或组织结构的形态、位置、大小比例和染色性质。

4. 着色应与切片所见一致,注意不同细胞的细胞质和细胞核染色深浅的差别。

5. 标注主要结构名称,标线平行于图右侧,标线和注字用 HB 铅笔。

6. 绘图作业格式(图 1-8)。

(二) 思考与练习

1. 光学显微镜的放大倍率如何计算?

2. 观察 HE 染色的组织切片,其结构的嗜色性如何辨别?

3. 绘制单层柱状上皮(胆囊)图(高倍镜)。

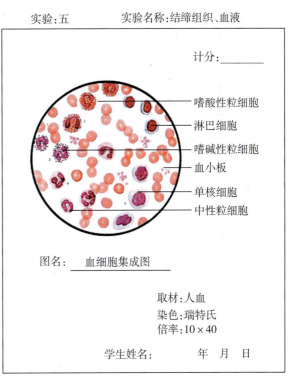

实验:五　　　　实验名称:结缔组织、血液

计分:_____

嗜酸性粒细胞
淋巴细胞
嗜碱性粒细胞
血小板
单核细胞
中性粒细胞

图名:　血细胞集成图

取材:人血
染色:瑞特氏
倍率:10 × 40

学生姓名:　　　　年　月　日

图 1-8　绘图格式参考样图

七、知识拓展

显微技术在医学科学中的应用

显微技术是医学生的基本技能,将广泛应用于细胞生物学、组织学、病理学、免疫与病原微生物学、临床诊断学等后续课程。同时也是医学科学研究的必备技能素质,培养显微形态观察和熟练操作能力,也将为开展大学生科技创新实践和未来考研深造而奠定良好的基础。

电子显微镜可以获得许多引人入胜的显微图像,其逼真度和立体感令许多外行着迷。通过电子显微镜,人们可以观察到气味分子进入蝴蝶触须的途径。生理学家可以通过电子显微镜对神经组织进行研究,还可以动态观察病毒进入细胞的过程。用显微镜检查计算机芯片制造过程中的焊接裂缝会十分清楚。

1982 年,宾尼格和罗勒发明了扫描隧道显微镜,1988 年中国科学院白春礼和姚俊恩研制出了我国的第一台扫描隧道显微镜。扫描隧道显微镜是另一种研究物质微观结构的全新技术,其放大倍数可达上亿倍,它采用尖端只有一个原子的特殊探针对物质表面进行逐行扫描来获得原子尺度的图像,它也可以用探针对单个原子和分子进行操纵,对材料表面进行微加工。

20 世纪电子显微技术的兴起,为人类获得新型材料以及促进现代医学的发展创造了条件,应用广泛的纳米材料就是在电子显微技术的基础上发展起来的,肝炎病毒也是通过电子显微镜观察到的,它为 21 世纪科学技术的飞速发展奠定了基础。

（张晓东）

第二章
上 皮 组 织

一、重点和难点

重点:单层立方上皮、单层柱状上皮、假复层纤毛柱状上皮的结构特点。

难点:假复层纤毛柱状上皮的结构特点;单层柱状上皮的斜切面和横切面观。

二、实验目的

1. 主要掌握单层柱状上皮、复层扁平上皮、变移上皮和假复层纤毛柱状上皮的结构。

2. 熟悉单层扁平上皮的结构。

三、实验内容

(一) 单层扁平上皮

取材:肠系膜(将兔的肠系膜铺在玻片上,并非切片)。

染色:镀银法,苏木精复染(显示细胞核)。

1. 肉眼观察　肠系膜呈棕黄色,由于铺片厚度不一,故颜色深浅不均。其中血管染成深棕色,粗细不等,纵横交错。

2. 低倍镜观察　肠系膜表面为单层扁平上皮(间皮)覆盖,间皮细胞紧密连成一片,细胞之间有不规则的深棕色细线。血管及其分支着色深。选择无血管且染色清晰的部位,移至视野中央,转高倍镜观察。

3. 高倍镜观察　间皮细胞呈不规则形或多边形,大小相近。细胞边缘呈锯齿状,相邻细胞相互嵌合,交界处着深棕色(图 2-1)。

细胞核位于细胞中央,呈卵圆形,着浅蓝色(部分细胞核因褪色而不甚清晰)。转动细调节器,在不同的平面上可见另一层细胞的细胞核,可能是肠系膜深面结缔组织的细胞或另一面被覆的间皮。

(二) 单层立方上皮

取材:甲状腺(狗)

染色:HE

1. 肉眼观察　标本为长方形,染成红色。

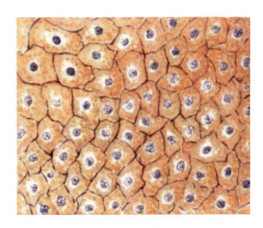

图 2-1　单层扁平上皮(表面观　高倍)

2. 低倍镜观察　由许多大小不一的滤泡构成。滤泡壁由单层上皮构成。

3. 高倍镜观察　可见大量甲状腺滤泡：由单层立方上皮围成，上皮呈立方状(侧面)，核圆，胞质多呈粉红色。滤泡腔内充满红色的胶质,是一种碘化的甲状腺球蛋白(图 2-2)。

（三）单层柱状上皮

取材：胆囊(猫)

染色：HE

1. 肉眼观察　标本为长条形,一面较平整,染成红色;另一面凹凸不平,染成紫红色,此面就是要观察的胆囊腔面的上皮组织所在处。

2. 低倍镜观察　找到胆囊腔面,可见许多高低不平的皱襞,表面被覆单层柱状上皮。选择结构清晰的垂直切面,移至视野中央,转高倍镜观察。

3. 高倍镜观察　上皮细胞呈高柱状,排列紧密而整齐。核呈椭圆形,染成紫蓝色,位于细胞的基底部;胞质染成粉红色。上皮的基底面与结缔组织相连。在典型的垂直切面上,可见相邻柱状细胞的细胞核位置高低基本一致,整个上皮的细胞核呈单行排列(图 2-3)。

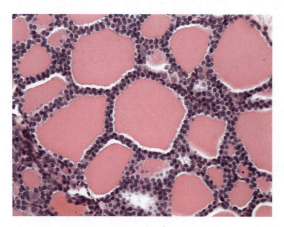

图 2-2　单层立方上皮(高倍)

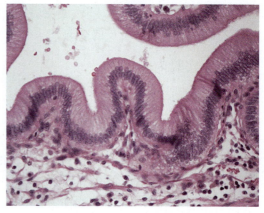

图 2-3　单层柱状上皮(高倍)

（四）假复层纤毛柱状上皮

取材：气管(狗)

染色：HE

1. 肉眼观察　标本为气管横切面,腔面有一薄层紫蓝色组织,此即假复层纤毛柱状上皮。注意勿将切片中一 C 形的着蓝色的软骨环当作上皮。

2. 低倍镜观察　假复层纤毛柱状上皮的细胞高矮不等,故相应的细胞核高低错落、形似复层。此种上皮的基膜较明显。选择杯状细胞较多的部位,转高倍镜观察。

3. 高倍镜观察　辨认该上皮的各种细胞。

(1) 柱状细胞：为此种上皮的主要细胞,数量多,游离端较宽,达到腔面,细胞表面具有一排微细而整齐的纤毛。核呈卵圆形,位于细胞较宽的部位。

(2) 杯状细胞：数量较少,分散存在于其他细胞之间。形似高脚杯,游离面达到腔面,细胞顶部较大,被染成淡蓝色或空泡状(黏原颗粒被溶解所致);底部细窄,其内有着色深,呈三角形的细胞核。

（3）锥形细胞：位于上皮细胞基部，细胞锥体形，界限不清楚。核呈圆形，较小。

（4）梭形细胞：两端尖、中间较粗，核呈卵圆形，但较柱状细胞的核窄小。细胞界限不清楚，不易分辨（图 2-4）。

（五）复层扁平上皮

取材：食管（狗）

染色：HE

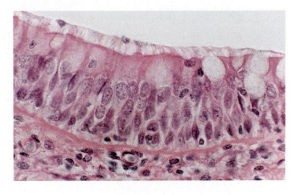

图 2-4　假复层纤毛柱状上皮（高倍）

1. 肉眼观察　标本为食管横切面，管腔呈不规则形，靠近腔面呈紫蓝色的部位为复层扁平上皮。

2. 低倍镜观察　在食管横切面上所观察到的是复层扁平上皮的垂直切面。可见复层鳞状上皮和下方的部分组织向管腔形成突起（实为立体结构下的纵形皱襞）。复层扁平上皮由多层细胞构成，各层细胞形状不一。上皮与深面结缔组织的交界起伏不平，两者之间隔以基膜。

3. 高倍镜观察　从上皮的基底面向腔面观察各层细胞的形态。

（1）基底层：位于基膜上，是一层矮柱状或立方形细胞。细胞核染色较深，呈卵圆形，胞质少，细胞界限不清楚。

（2）中间层：位于基底层之上，由数层多边形细胞组成。细胞核较大，呈圆形。

（3）表层：位于上皮的浅面，由数层扁平细胞组成。细胞核小，呈梭形（图 2-5）。

（六）变移上皮

取材：膀胱（猴）

染色：HE

1. 肉眼观察　标本是收缩状态的膀胱，着紫蓝色的一侧是膀胱腔面的变移上皮。

2. 低倍镜观察　变移上皮由多层细胞构成，各层细胞形态不一。上皮游离面与基底面基本平行，基膜不明显。

3. 高倍镜观察　从深面向浅层观察各层细胞的形态。

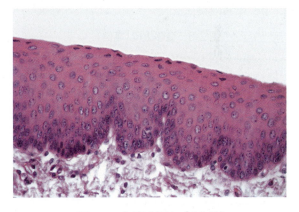

图 2-5　复层扁平上皮（高倍）

（1）基底层：为一层矮柱状细胞。

（2）中层细胞：位于基底层之上，有数层不规则的多边形细胞。

（3）表层细胞：位于上皮表面，为一层长方形或立方形细胞，细胞大，有时细胞内有两个核。靠近表面的细胞质染成深红色（图 2-6）。

四、思考与练习

1. 间皮细胞在垂直切面的形态如何？

2. 单层立方上皮的结构特点如何?

3. 单层柱状上皮有的部位可见细胞核呈多层排列,上皮形似复层,是何原因? 有的部位可见一片六边形的无核细胞,是何原因?

4. 复层扁平上皮与深部结缔组织的连接面起伏不平的生物学意义。

5. 变移上皮和复层扁平上皮有何区别? 当膀胱充盈时,变移上皮的形态将有何改变?

6. 绘制单层柱状上皮高倍图。

五、知识拓展

在已分化好的鳞状细胞的癌巢中,细胞间还可见到细胞间桥,在癌巢的中央可出现层状的角化物,称为角化珠(keratin pearl)或癌珠(图 2-7)。分化较差的鳞状细胞癌无角化珠形成,甚至也无细胞间桥,癌细胞呈明显的异型性并见较多的核分裂象。

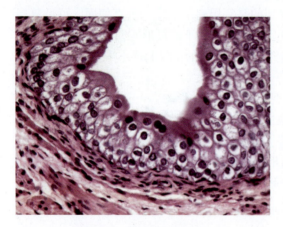

图 2-6 变移上皮(高倍)

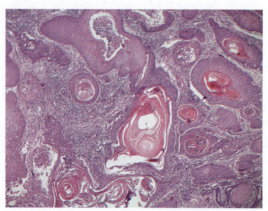

图 2-7 高分化鳞状上皮癌(低倍)

(袁　衡)

第三章
结 缔 组 织

第一节　固有结缔组织

一、重点和难点

重点:疏松结缔组织的结构。

难点:成纤维细胞和巨噬细胞的区别。

二、实验目的

1. 掌握疏松结缔组织的结构。

2. 了解致密结缔组织和脂肪组织的结构。

三、实验内容

(一)疏松结缔组织铺片

取材:皮下组织(兔)

染色:HE(活体注射台盼蓝入腹腔)

1. 肉眼观察　此种标本是用手工方法剪取皮下组织后,用探针撑开铺于玻片上做成,故组织标本形状不规则。由于标本的不同部位厚薄不匀,故颜色深浅不一。

2. 低倍镜观察　纤维交叉成网,细胞散在于纤维之间。选择铺片着色浅的部位,转高倍镜观察。

3. 高倍镜观察　注意分辨两种纤维和两种细胞。

(1)胶原纤维:数量多,染成粉红色。纤维粗大,有分支,在自然松弛状态下呈波浪状,但由于制片时用探针撑开的缘故,波浪状已不明显。

(2)弹性纤维:数量少,细而直,也有分支,染色较深,折光性强,弹性纤维直行,断端卷曲。

(3)成纤维细胞:细胞大,有多个较尖锐的突起,细胞边缘不清楚。胞质弱嗜碱性,核较大呈卵圆形,染色浅(图3-1)。

(4)巨噬细胞:细胞形状不定,呈圆形、卵圆形或不规则形,边界较清楚,部分细胞可见伪足。胞质嗜酸性,内含大小不等的蓝色台盼蓝颗粒和空泡。核多偏位、较小、染色较深(图3-2)。

(5)基质:纤维和细胞之间的空隙中,充满基质(已溶解)。

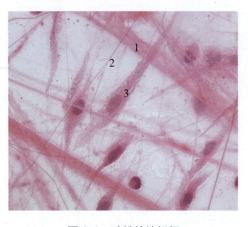

图 3-1 疏松结缔组织
1. 胶原纤维；2. 弹性纤维；3. 成纤维细胞

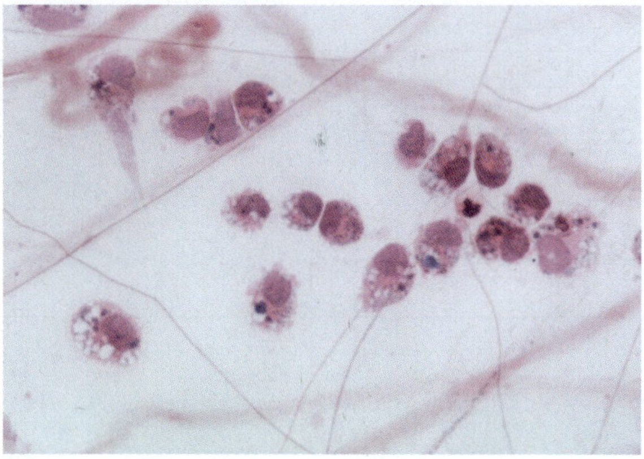

图 3-2 巨噬细胞

（二）疏松结缔组织切片

取材：胃底（狗）

染色：HE

1. 肉眼观察 染成紫蓝色的为黏膜层，另一面染成红色的是肌层，两层之间着色浅的区域即为疏松结缔组织。

2. 低倍镜观察 纤维排列疏松，细胞核散在分布，它们之间有较多的空隙，为基质所在。

3. 高倍镜观察 胶原纤维染成红色，粗细长短不等，其间夹有弹性纤维，不易分辨。细胞分散于纤维之间，较小，核多为梭形或卵圆形，染色深，细胞类型难以区分（图 3-3）。

（三）肥大细胞（示教）

取材：皮下组织铺片（鼠）

染色：酒精硫堇法

高倍镜观察：细胞成群分布于小血管附近，呈圆形或卵圆形，核圆且小，着色浅，细胞中含大量粗大的紫红色颗粒（图 3-4）。

（四）浆细胞（示教）

取材：慢性炎症的结缔组织（人）

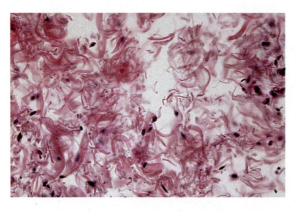

图 3-3 疏松结缔组织（高倍）

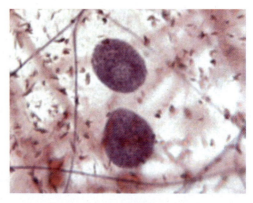

图 3-4 肥大细胞（高倍）

染色:HE

高倍镜观察:细胞呈卵圆形,胞质嗜碱性强,染成蓝紫色,近核处一着色浅的亮区;核常位于细胞的一端,染色质致密呈块状,多位于核膜内面,辐射状(或称钟面状)排列。

（五）不规则致密结缔组织

取材:掌皮(人)

染色:HE

1. 肉眼观察　表层染成紫红色的为复层扁平上皮,其深面着红色是致密结缔组织,最深层染色较浅,有许多空泡的结构是皮下组织,不属于皮肤。

2. 低倍镜观察　致密结缔组织中,纤维被染成红色,排列紧密,细胞少,纤维与细胞之间的空隙也少。

3. 高倍镜观察　大量的胶原纤维,粗而密,排列方向不一致,故有横切、纵切和斜切等断面,其间弹性纤维不易区分。细胞少,散在于纤维之间,核染色深,胞质甚少,细胞类型难以分辨(图 3-5)。

（六）规则致密结缔组织(示教)

取材:跟腱(人)

染色:HE

高倍镜观察:胶原纤维束粗大,呈明显的纵纹状。腱细胞胞质轮廓不清,核呈长杆状,着色深。因切片较厚,转动细调节器,可见不同平面的腱细胞核(图 3-6)。

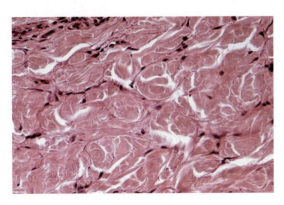　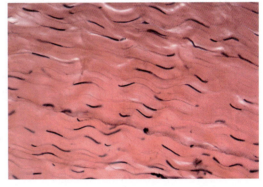

图 3-5　不规则致密结缔组织(高倍)　　图 3-6　规则致密结缔组织(高倍)

（七）脂肪组织(黄、白)

取材:皮下组织(人)

染色:HE

1. 肉眼观察　标本中最深层着色最浅的部位为脂肪组织。

2. 低倍镜观察　脂肪组织被疏松结缔组织分隔成若干小叶,小叶内有成团的空泡状的脂肪细胞,故整体上呈纤细的网状结构。

3. 高倍镜观察　脂肪细胞很大,呈圆形或多边形,胞质内含一大空泡,为制片时被溶去的脂滴部位。胞质少,位于空泡的周围。核被挤到细胞的一侧,呈扁圆形,染色较深(图 3-7)。

(八) 棕色脂肪组织

取材:胸腺(猴)

染色:HE

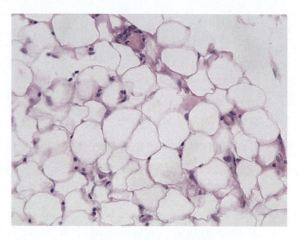

图 3-7　脂肪组织(高倍)

1. 肉眼观察　标本一侧被膜处有一小块着红色的棕色脂肪组织。

2. 低倍镜观察　脂肪细胞聚集成团,着色较红。脂肪细胞间有毛细血管。

3. 高倍镜观察　由多泡脂肪细胞构成,细胞呈圆形或多边形,胞质内散在许多小空泡,为脂滴溶解所致。核圆形,位于细胞中央。脂肪细胞之间毛细血管丰富,管腔内可见血细胞。

四、思考与练习

1. 如何区分成纤维细胞和巨噬细胞? 为何有些成纤维细胞胞质内也有蓝色的台盼蓝颗粒?

2. 浆细胞胞质嗜碱性强和核旁亮区,电镜下为何结构所致? 有何功能意义?

3. 结缔组织与上皮组织比较有何差别?

五、知识拓展

蜂窝织炎是发生在疏松结缔组织的弥漫性化脓性炎,常发生于皮肤、肌肉和阑尾。蜂窝织炎主要由溶血性链球菌引起。病理变化是真皮及皮下组织的急性化脓性炎症改变,有中性粒细胞、淋巴细胞浸润,血管及淋巴管扩张,有时可见血管栓塞。患处皮肤局部剧痛,呈弥漫性红肿,境界不清,可有显著的压凹性水肿,初为硬块,后中央变软、破溃而形成溃疡,约2周结瘢痕而愈。可有恶寒、发热等全身症状,部分患者可发生淋巴结炎、淋巴管炎、坏疽、败血症等。

(袁　衡)

第二节　血　液

一、重点和难点

重点:各种血细胞的光镜形态(图 3-8)。

难点:嗜酸性粒细胞和嗜碱性粒细胞的辨认。

二、实验目的

1. 各种血细胞的形态结构。

2. 了解各种血细胞的正常值。

三、实验内容

(一) 血涂片

取材:外周血(人)

染色:瑞特氏(Wright's)

1. **肉眼观察** 标本为紫红色涂片。

2. **低倍镜观察** 可见许多体积小、无核、橘红色的红细胞和少量体积稍大,核呈紫蓝色的白细胞。选择细胞分布均匀且白细胞较多的部位,换高倍镜观察(涂片一般后半部较好)。

3. **高倍镜观察**

(1) 红细胞:红细胞数目多,遍布视野,细胞体积较小,多呈圆形,细胞周边染色较深,中央透亮,无细胞核,细胞内含丰富的血红蛋白。

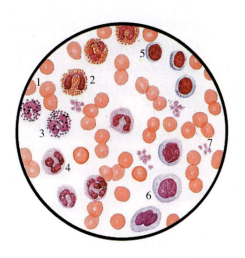

图3-8 血细胞(集锦图)

(2) 白细胞:①中性粒细胞:数量在白细胞中最多,细胞多呈圆形,比红细胞大,胞质内可见较细小、均匀、淡红色颗粒。核分叶,2~5叶不等,大多为2~3叶。叶间有染色质丝相连,染成蓝色,也有不分叶的杆状核。②淋巴细胞:数量较多,呈圆形,体积大小不等,以小淋巴细胞居多。小淋巴细胞近似红细胞或略小,核大呈圆形或一侧稍有凹陷,染色质致密呈块状,染色较深;胞质少,呈一窄带状围绕核,染成天蓝色。中淋巴细胞体积稍大,以卵圆形多见,核形态多样(肾形、卵圆形),胞质稍多,胞质内可见少量嗜天青颗粒(大淋巴细胞一般为幼稚的阶段)。③嗜酸性粒细胞:数量较少,较中性粒细胞大,胞质呈淡红色,胞质内充满粗大、红色或暗红色颗粒,分布均匀而密集。细胞核染成蓝色,较为饱满,多为2叶,呈八字形。④嗜碱性粒细胞:数量极少,很难找到。细胞大小与中性粒细胞相近,胞质内可见分布不均匀、形态不规则、大小不等的蓝色颗粒,常遮盖核;细胞核分叶、S形或不规则形,着色浅(图3-9)。⑤单核细胞:体积最大,数量较少。细胞形态以卵圆、椭圆多见。核呈肾形或马蹄铁形,染色质颗粒细而松散,故染色较浅,呈网格状。胞质较丰富,染成灰蓝色,胞质内可见少量嗜天青颗粒。

(3) 血小板:数量较多,体积较小,直径约为红细胞的1/3,呈不规则形,成群分布于血细胞之间。胞质染成浅蓝色,中央含紫色的颗粒。

(二) 网织红细胞(示教)

取材:血液(人)

染色:煌焦油蓝法,取一滴血与煌焦油蓝染液混合,制成涂片,干燥后用瑞氏染液复染。

油镜观察:红细胞胞质内,有蓝色的丝网状结构。

(三) 发生中的血细胞(示教)

取材:红骨髓涂片(人)

染色:瑞特氏法

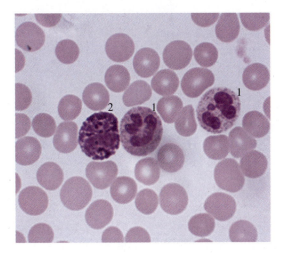

图3-9 血细胞

1. 中性粒细胞;2.嗜碱性粒细胞

油镜观察：红细胞、粒细胞及血小板发生过程中某些阶段的细胞。

（1）早幼红细胞：较大；核呈圆形，占胞体的大半，染色质粗颗粒状，偶见核仁；胞质嗜碱性，染成蓝色。

（2）晚幼红细胞：较成熟红细胞略大；核小而圆或呈不规则形，染色质致密深染；胞质弱嗜碱性，染成紫红色。

（3）早幼粒细胞：较大，圆形或卵圆形；核呈圆形或半圆形，偏位，染色质粗网状，偶见核仁；胞质弱嗜碱性，呈浅蓝色，含大小不等紫色的嗜天青颗粒，特殊颗粒少，不易辨认。

（4）晚幼粒细胞：较小，呈圆形；核为肾形或马蹄铁形，占胞体一半左右，染色质呈致密块状；胞质嗜酸性，充满特殊颗粒。

（5）巨核细胞：胞体很大，呈不规则形；核大呈分叶状。染色质为粗块状；胞质着浅蓝色，含大量紫色的嗜天青颗粒。

四、思考与练习

1. 简述红细胞光镜结构。
2. 白细胞分哪几类？各有何结构特点及功能？
3. 绘制高倍镜下血细胞图。

五、知识拓展

血常规是最一般、最基本的血液检验。通过观察各类血细胞数量及形态结构变化，判断疾病。是医生诊断病情的常用辅助检查手段之一。骨髓活检可以判断骨髓造血情况，加上外周血涂片检查，可以作为确诊某些血液病的参考（图 3-10）。

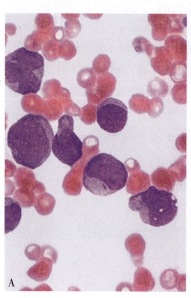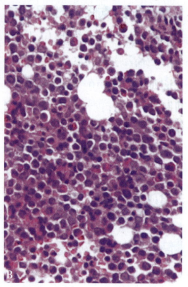

图 3-10　急性粒细胞白血病
A. 患者外周血涂片；B. 骨髓活检；均见大量幼稚粒细胞

（袁　衡）

第三节 软骨与骨

一、重点和难点

重点：透明软骨的结构,骨组织的基本结构,密质骨的骨板类型。
难点：骨的发生。

二、实验目的

1. 掌握透明软骨的结构、密质骨的结构和骨组织发生的基本过程。
2. 了解骨的发生方式。

三、实验内容

(一)透明软骨

取材：气管(狗)

染色：HE

1. 肉眼观察 标本为气管横切面,其中有淡蓝色C形的透明软骨。

2. 低倍镜观察 找到染成淡蓝色的透明软骨,逐项观察如下结构:

(1)软骨膜：呈粉红色,位于透明软骨组织表面(在整个软骨组织的周围),由致密结缔组织构成,外层纤维较内层多。

(2)透明软骨组织：软骨细胞形态不一致,软骨组织周边的细胞较小,单个分布,与软骨膜平行排列;软骨组织中央的细胞较大,呈圆形或椭圆形,成对或成群分布(即同源细胞群)。基质染成淡蓝色,但着色深浅不一,靠近软骨细胞的部位着色深。

3. 高倍镜观察

(1)软骨陷窝：切片上看到软骨基质形成大小不一的腔隙(空白),即为软骨陷窝,因标本制作过程中软骨细胞收缩或脱落而呈现空白,在活体状态下,软骨细胞占据整个软骨陷窝。

(2)软骨囊：软骨细胞周围的基质,因含硫酸软骨素较多,嗜碱性强,呈深蓝色或紫蓝色,即为软骨囊。

(3)软骨细胞：生活状态时,软骨细胞充满整个软骨陷窝,靠近软骨膜的幼稚软骨细胞呈扁圆形,软骨深部的软骨细胞呈圆形或椭圆形,胞质很少,弱嗜碱性,胞核位于细胞中央。经固定和脱水后,细胞收缩为星形(图3-11)。

(二)弹性软骨

取材：耳廓(人)

染色：HE

1. 肉眼观察 标本分为三层,其中

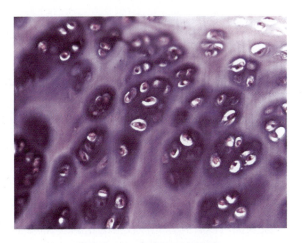

图3-11 透明软骨(高倍)

中间层为一紫红色的带状结构,即弹性软骨。

2. 低倍镜观察 弹性软骨与透明软骨组织结构相似,主要不同是基质中含大量弹性纤维,交织成网。弹性纤维折光性强,着亮红色(可将虹彩光圈缩小,使视野稍暗)。

3. 高倍镜观察 高倍镜下可见大量弹性纤维与软骨细胞交错排列。基质中的透明质酸物质不如透明软骨明显(图 3-12)。

(三) 纤维软骨

取材:椎间盘(人)

染色:HE

低倍镜观察:

(1) 胶原纤维:数量多,平行或交错排列。

(2) 软骨细胞:数量较少,位于纤维束之间,常成行排列。

(3) 基质:很不明显,仅见于软骨细胞周围(图 3-13)。

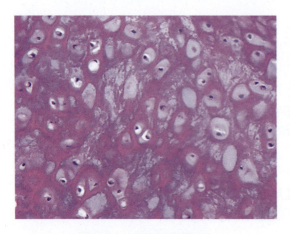

图 3-12 弹性软骨(高倍)

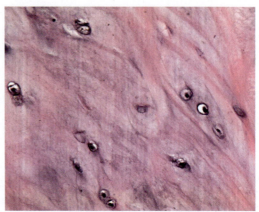

图 3-13 纤维软骨(高倍)

(四) 密质骨

取材:长骨干(人,脱钙)

染色:硫堇 - 苦味酸法

1. 肉眼观察 一片方形显条纹状的组织片是骨的纵切面,另一片扇环形的组织片是骨的横切面。先观察横切面。

2. 低倍镜观察 横切面上,主要分辨密质骨中的三种骨板:

(1) 环骨板:外环骨板,位于骨组织外表面,骨板与骨表面平行排列,层次较多而整齐(图 3-14);在外环骨板中有时可见到与骨表面垂直走行的小管,即福尔克曼管。内环骨板,位于骨组织近骨髓腔面,沿骨髓腔面排列,骨板层次少且厚薄不一,多不太规则,有时也可见福尔克曼管。

(2) 哈弗斯骨板:位于内、外环骨板之间,以紫褐色的中央管为中心,许多层(4~20 层)哈弗斯骨板呈同心圆排列(图 3-15)。这些哈弗斯骨板与中央管共同构成哈弗斯系统。哈弗斯系统表面可以看到遮光性较强的轮廓线,即黏合线。

(3) 间骨板:位于哈佛斯系统之间,是大小不等、排列不规则的骨板。

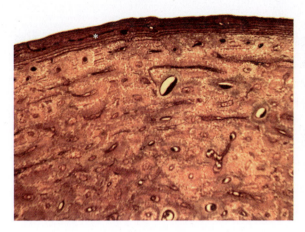

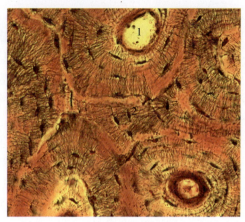

图 3-14　密质骨
*外环骨板

图 3-15　密质骨
1. 哈弗斯系统；2. 间骨板

3. 高倍镜观察

（1）骨陷窝：位于骨板间或骨板内，单个分散排列，呈椭圆形，着紫褐色。

（2）骨小管：从骨陷窝向四周伸出的许多放射状小管，着紫褐色，相邻的骨小管相互连接。在哈弗斯系统中，骨小管与中央管相通。

（五）骨发生

取材：胎儿的指骨

染色：HE

1. 肉眼观察　标本为手指的纵切面，表面为皮肤，内部有一块半或两块指骨。选择中间一完整的指骨观察，两端膨大为骨骺，呈浅蓝色，是透明软骨；中间细为骨干，染成红色，骨干中间是骨组织和骨髓。

2. 低倍镜观察　指骨属于长骨，其发生方式主要是软骨内成骨。发生过程包括以下五个阶段：软骨雏形形成、骨领形成、初级骨化中心形成、骨髓腔形成、次级骨化中心与骨骺形成。此标本已发展到第三、四阶段。

（1）骨领：骨髓腔的周围为已经形成的较厚的骨领（膜内成骨方式形成），染成红色，其中可见骨陷窝及骨细胞，但此时的骨组织尚属非板层骨。骨领不断增厚钙化逐渐形成骨干，这是长骨增粗的方式。骨领表面的致密结缔组织为骨膜，呈粉红色，骨膜与骨领之间可见一层排列整齐的成骨细胞。

（2）初级骨化中心：位于骨干中部，其中仍可见一些过渡型骨小梁，其特点为以钙化的软骨基质（染成淡蓝色）为中轴，表面覆以新形成的骨组织（染成红色）。过渡型骨小梁之间为初级骨髓腔，充满红骨髓，内含发生中的各类血细胞。

骨的加长是通过骺板的不断生长、并替换成骨组织实现的，其过程包括四个阶段，在切片上表现为从软骨端向骨髓腔方向的五个区：

（1）软骨储备区：位于长骨的两端，软骨细胞较小，分散存在，软骨基质着色浅，呈天蓝色。

（2）软骨增生区：位于软骨储备区的骨干侧，软骨细胞增大，呈扁平形，同源细胞群顺骨的长轴纵行排列。

（3）软骨成熟区：位于软骨增生区的深层，软骨细胞明显增大呈圆形，仍呈柱状排列，但细胞柱之间的软骨基质变薄。

（4）软骨钙化区：紧接软骨成熟区，软骨细胞逐渐退化，细胞呈空泡状，核固缩，进而凋亡，留下大陷窝。基质较窄。有钙盐沉积，染成蓝色。

（5）成骨区：在残留蓝色的软骨基质表面，被覆薄层红色的新生骨组织，共同形成条索状的过渡型骨小梁。骨小梁伸向骨干中央的骨髓腔（图3-16）。

3. 高倍镜观察　着重观察成骨细胞、骨细胞和破骨细胞。

（1）成骨细胞：分布在骨领的外表面和成骨区新生骨组织的表面。细胞呈矮柱状、椭圆形或不规则形，整齐排列成一层，胞质嗜碱性，呈紫蓝色。

（2）骨细胞：位于骨组织中，单个散在，由于细胞收缩，其周围出现空隙，即骨陷窝。

（3）破骨细胞：数目较少，常位于骨组织的凹面，细胞体积大，呈不规则形，有多个细胞核，胞质嗜酸性强，染成红色（图3-17）。

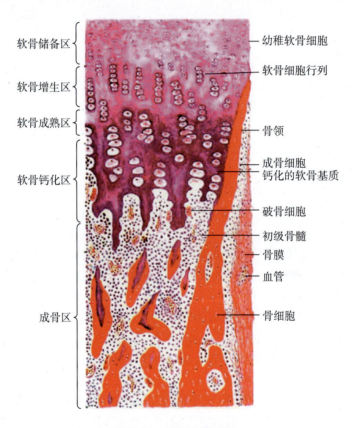

图 3-16　骨发生模式图

四、思考与练习

1. 透明软骨中软骨囊之间基质中含胶原原纤维较多，为什么不易分辨？ 为何软骨囊着色较其他部位的基质深？ 为什么周边的软骨细胞和中央的细胞有不同的形状和排列方式？

2. 骨小管彼此相通，有何功能意义？ 间骨板是如何形成的？

3. 通过切片的观察，总结骨组织发生的基本过程。

五、知识拓展

骨折是指骨结构的连续性完全或部分断裂。多见于儿童及老年人。典型表现是伤后出现局部变形、肢体等出现异常运动、移动肢体时可听到骨擦音。此外，伤口剧痛，局部肿胀、淤血，伤后出现运动障碍。X 线拍片检查多可确诊，也可辅助 CT 和 MRI 检查。治疗原则是复位、固定、功能锻炼。

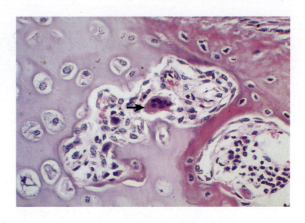

图 3-17　骨发生
→破骨细胞

（袁　衡）

第四章
肌 组 织

一、重点和难点

重点：平滑肌、骨骼肌与心肌的辨认。

难点：骨骼肌与心肌的区别，平滑肌与致密结缔组织的区别。

二、实验目的

1. 掌握骨骼肌和心肌的结构。

2. 了解平滑肌的结构。

三、实验内容

（一）骨骼肌

取材：肋间肌（狗）

染色：HE

1. **肉眼观察**　切片上有两片或者三片标本。染成红色、长条形的为骨骼肌纵切面，红色椭圆形或长条形但被白色裂隙分割成团块的为骨骼肌横切面。另一片长条形染成蓝色的为铁苏木精染色的骨骼肌纵切面，有的切片上没有这一片。先观察纵切面。

2. **低倍镜观察**　纵切面上，骨骼肌纤维呈长条形，相互平行排列聚集呈束。由于肌纤维较长，标本中往往难见到其两端。选择比较完整的肌纤维，换高倍镜观察。

3. **高倍镜观察**

（1）骨骼肌纵切面：(调节光源，将视野稍调暗，更易于观察)每条肌纤维的两边染色较深、红色的为肌膜(实际上并非单一的肌膜，还包括外面紧密贴附的基膜)。肌膜下有许多椭圆形或杆状的核纵行排列，注意与周围结缔组织细胞核相区别。每条骨骼肌纤维都可以看到明显的着色深浅不同的横纹。深红色的为暗带，浅色(粉色)的为明带，明带中央有一条粉色的细线为 Z 线。

（2）肌的横切面：表面有致密结缔组织包绕为肌外膜(即深筋膜)；它伸入肌肉内，包裹着许多肌纤维的为肌束膜；每条肌纤维周围有薄层结缔组织的为肌内膜(不易分辨)。肌纤维呈多边形(HE 制片所致)，肌膜染色深红，核位于肌膜下，呈圆形或卵圆形，肌纤维内有许多红色点状的肌原纤维，肌原纤维之间着色甚浅为肌浆(图 4-1)。

（二）心肌

材料：心脏（羊）

染色：HE

1. 肉眼观察　标本为心壁的一部分，绝大部分着色较红的为心肌。

2. 低倍镜观察　由于心肌纤维排列方向不一致，有纵、横、斜等切面，故要全面观察标本，熟悉各种切面的部位。心肌纤维呈不规则短圆柱状，有分支且互相吻合成网为纵切面，呈圆形或椭圆形的小块为横切面。

3. 高倍镜观察　选择典型的心肌纤维纵切面观察，注意与骨骼肌相区别。

（1）纵切面：心肌纤维较骨骼肌纤维细而短，有分支并吻合成网。细胞核较大，1~2个，卵圆形，位于肌纤维的中央。有明暗相间的横纹，但不如骨骼肌明显。在心肌纤维连接处，可见与横纹平行、着深红色的直线或阶梯状线为闰盘。

（2）选择形态典型的心肌纤维横切面观察，注意与平滑肌相区别。

横切面：心肌纤维呈圆形或卵圆形，大小相似。细胞核圆形，位于肌纤维中央，有的未见核。肌浆着色甚浅，由于肌浆在核的两端较多，故在未切到核的细胞中央往往可见浅染区。肌原纤维呈点状，着红色，分布在肌细胞的周边（图4-2）。

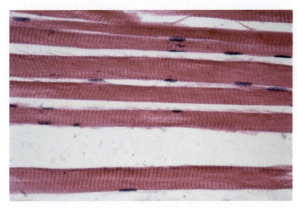

图4-1　骨骼肌（高倍）　　　　　　　　图4-2　心肌（高倍）

（三）闰盘（示教）

取材：心脏（羊）

染色：铁苏木精

高倍镜观察：着深蓝色，呈直线或阶梯状，较粗，与心肌纤维横纹呈平行状分布（图4-3）。

（四）平滑肌

取材：十二指肠（猫）

染色：HE

1. 肉眼观察　标本呈圆环形，肠壁分层，外层染成红色的是平滑肌。

2. 低倍镜观察　平滑肌组织染色较其附近的结缔组织红。平滑肌组织较厚，可分为两层且排列方向不同，内层的为纵切面，平滑肌纤维呈长梭形，外层为横切面，较薄，平滑肌纤维呈大小不一圆点形。

3. 高倍镜观察

（1）纵切面：平滑肌呈梭形，相邻的肌纤维彼此交错相互嵌合，肌浆染色红呈均质状；核位于细胞的中央，呈杆状，由于细胞收缩使核变形而呈螺旋形或边缘为锯齿形，染色质较少，故核着色较强。

　　(2) 横切面：平滑肌纤维呈大小不等的圆形的镶嵌图像，在较大的肌纤维切面中央有圆形的核，小的切面不见核(图4-4)。

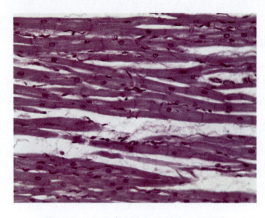

图4-3　心肌(铁苏木精染色　高倍)

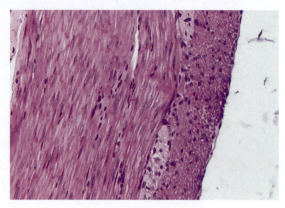

图4-4　平滑肌(高倍)

四、思考与练习

　　1. 光镜下如何辨别三种肌组织？

　　2. 在电镜下闰盘可见哪些细胞连接，有何功能意义？

　　3. 在切片上如何区别平滑肌与规则的致密结缔组织？

　　4. 何为肌节？请简述肌节的组成？

　　5. 绘制高倍镜下骨骼肌结构图。

五、知识拓展

　　子宫肌瘤为妇科常见的良性肿瘤。病人症状及轻重主要取决于肌瘤的部位、大小、数目及并发症。可表现为子宫出血、腹部包块、腹痛、压迫等症状。瘤组织平

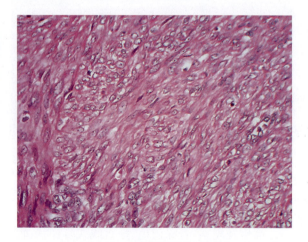

图4-5　子宫平滑肌瘤(高倍)

滑肌细胞呈束状排列，核杆状，两端钝圆。核分裂象少见(图4-5)。

(袁　衡)

第五章
神 经 组 织

一、重点和难点

重点：多极神经元、假单极神经元、有髓神经纤维的光镜结构。

难点：尼氏体、轴丘、无髓神经纤维纵、横切面的辨认。

二、实验目的

1. 掌握神经元胞体的结构特点；有髓神经纤维和无髓神经纤维的结构。

2. 了解神经的组成；了解星形胶质细胞的结构；了解突触的光镜结构。

三、实验内容

（一）多极神经元

取材：脊髓（猫）

染色：HE

1. **肉眼观察**　脊髓横切面为椭圆形。灰质居中，着色较红，呈蝴蝶形，有四个突起，两个较粗短称前角，两个较细长称后角。白质在灰质的周围，着色淡红。

2. **低倍镜观察**　白质着浅粉红色，位于脊髓周围，为神经纤维集中处。神经纤维呈大小不等的圆形，髓鞘溶解，呈空泡状，其中紫红色小点为轴突，其间散布着较小的圆形或椭圆形神经胶质细胞核。辨认灰质的前角和后角。前角中有许多体积很大的细胞，着紫蓝色，为前角多极神经元的胞体。后角的神经细胞较小。脊髓中央两侧灰质连接处一圆形小孔为中央管（图5-1）。

3. **高倍镜观察**　前角多极神经元属于运动神经元。（选择一个突起较多而且有核的多极神经元观察）。

（1）胞体：大，呈多角形，伸出数个突起；核位于细胞中央，大而圆、染色浅，呈空泡状，核仁明显，圆而大，着红色（有些较小的神经细胞，由于染色质聚集，空泡状核不明显）；胞质着浅红色，内含许多蓝色块状的尼氏体。

（2）树突：数个，分支多。树突从胞体发出时粗大，逐渐变细，内含尼氏体。

（3）轴突：只有一个（不易切到，此神经元如未切到，需其他神经元仔细辨认），粗细均匀。轴突自胞体发出处的胞质呈圆锥形，呈粉红色，此为轴丘。轴丘、轴突均不含尼氏体（图5-2）。

神经细胞周围染成紫蓝色的呈圆形或椭圆形小细胞核，为神经胶质细胞核，HE染色不能显示神经胶质细胞全貌，粉红色交织成网的纤维为神经纤维。

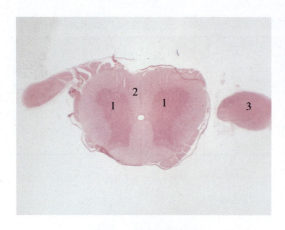

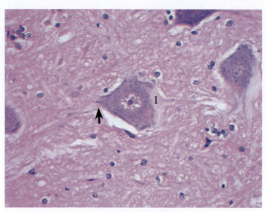

图 5-1 脊髓横切面
1. 灰质;2. 白质;3. 脊神经节

图 5-2 多极神经元
1. 轴丘;↑树突

（二）假单极神经元

取材: 脊髓（猫）

染色: HE

1. 肉眼观察 脊髓横切面的两侧各有一小块椭圆形标本,与灰质后角相连,为脊神经节。

2. 低倍镜观察 任选一侧脊神经节,表面包有结缔组织被膜,节内有呈团分布的圆形神经节细胞,大小不等,为假单极神经元。

3. 高倍镜观察

（1）假单极神经元:胞体呈圆形或椭圆形,核大而圆,呈空泡状,位于胞体中央,核仁圆形,呈紫色,胞质内含许多蓝紫色细颗粒状的尼氏体。（胞突很难切到）

（2）卫星细胞:位于每个假单极神经元的胞体周围,是一层扁平的神经胶质细胞,核圆,着色较浅（图 5-3）。

（三）神经原纤维（示教）

取材: 脊髓（猫）

染色: Cajal 氏镀银法

高倍镜观察: 前角多极神经元的胞体及突起染成棕黄色,核居中呈空泡状,胞体及突起均有棕褐色的细丝,为神经原纤维,在胞体内,交错排列成网,在轴突与树突内则平行排列。

（四）突触（示教）

取材: 脊髓（猫）

染色: Cajal 氏镀银法

高倍镜观察: 前角多极神经元的胞体

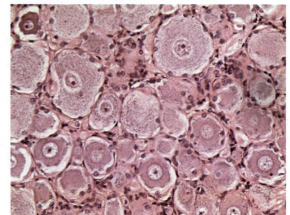

图 5-3 假单极神经元

和突起染成棕黄色,其表面有许多棕黑色的小扣或小球附着,这些小扣或小球是其他神经元突起纤维的末梢,它与神经元胞体或突起的接触点就是突触（图 5-4）。

（五）星形胶质细胞（示教）

取材：脑（猫）

染色：Golgi 氏镀银法（利用银沉淀在胞体和突起的表面，以显示整个细胞的形状，而细胞内结构不能辨认。）

高倍镜观察：星形胶质细胞染成黑色，有许多突起，胞体小呈不规则形，向四周发出细长的突起，分枝较少，为纤维性星形胶质细胞。其中有一个或数个突起的末端附着于毛细血管壁。由于细胞突起不在同一平面内，因此，可转动细调节器，观察突起的形态。

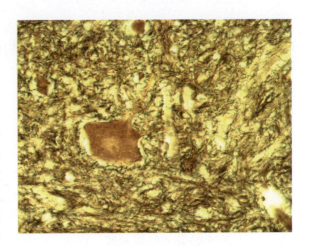

图 5-4　突触（高倍）

（六）有髓神经纤维和神经

取材：坐骨神经（猫）

染色：HE

1. **肉眼观察**　切片上有两片标本，长条状的是神经的纵切面。圆形的是横切面。

2. **低倍镜观察**　许多神经纤维平行排列，由于排列较紧密，故每条神经纤维界限不易辨认。神经纤维之间有极薄结缔组织。

3. **高倍镜观察**

（1）重点观察有髓神经纤维纵切面的结构。在纵切面上仔细辨认：与神经纤维纵行方向垂直的紫红色短线条状的结构，此即郎飞结（图5-5）。①轴突：一条紫红色的线条横穿郎飞结；②髓鞘：位于轴突两侧，呈红色稀疏网状结构，HE 染色时，髓鞘的类脂质被溶解，仅是残留的蛋白质；③神经膜：位于髓鞘两侧，为红色的细线，某些部位含长椭圆形神经膜细胞（施万细胞）核，染色较浅；④郎飞结：为两个相邻的神经膜细胞不完全连接的区域，此处无髓鞘，只有轴突。

神经纤维之间尚有少量结缔组织，此即神经内膜，内含成纤维细胞，核小且染色较深，可与神经膜细胞相区别。

（2）神经的横切面：神经为神经纤维与结缔组织组成的器官。①神经：许多神经纤维束集合，外包裹致密结缔组织。此结缔组织称神经外膜；②神经纤维束：许多神经纤维集合而成。一条神经内有多个圆形的神经纤维束，大小不等，每个神经纤维束的表面有多层神经膜上皮（为扁平上皮），以及致密结缔组织包裹，构成神经束膜；③神经纤维：神经纤维束内有许多圆形的神经纤维横切面，每条神经纤维的周围有很薄的结缔组织，神经内膜，不

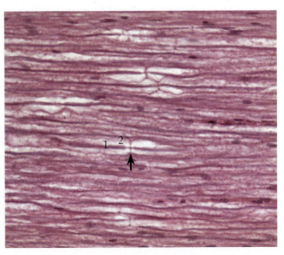

图 5-5　有髓神经纤维

1. 轴突；2. 髓鞘；↑郎飞结

易辨认。高倍镜着重观察有髓神经纤维的横切面。神经纤维呈圆形,粗细不一;中央紫红色小点为轴突;轴突的周围是髓鞘,呈红色网状结构;髓鞘外面是神经膜,很薄,染成红色,有的尚有神经膜细胞核。

（七）无髓神经纤维

取材: 交感神经节(猫)

染色: HE

1. **肉眼观察**　交感神经节为卵圆形的小块。

2. **低倍镜观察**　神经节表面被覆致密结缔组织的被膜,并伸入神经节内。其中散在分布较大的神经细胞,细胞间有平行排列的无髓神经纤维。

3. **高倍镜观察**　无髓神经纤维常成束排列,较紧密,故每根纤维的界限不易分清。无髓神经纤维较细,着紫红色。神经膜细胞核紧贴轴突,呈椭圆形,染色较浅。无髓神经纤维的纵切面与致密结缔组织相似,前者着色深,常呈波浪状。

（八）无髓神经纤维束

取材: 膀胱(猴)

染色: HE

1. **肉眼观察**　标本中间的大部分染成红色为平滑肌,一侧表面染成蓝色为黏膜上皮,另一侧是外膜,即要观察的部位。

2. **低倍镜观察**　在标本的一侧找到一薄层结缔组织,其中有几个较小无髓神经纤维束,多为斜切面或横切面。

3. **高倍镜观察**　神经纤维束的外周被一层结缔组织包绕,为神经束膜。其内的若干细小的无髓神经纤维,紧密地波浪状排列,界限不易分清,其中有椭圆形的神经膜细胞核(图5-6)。

（九）运动终板(示教)

取材: 狗的肋间肌

染色: 氯化金染色

高倍镜观察: 骨骼肌纤维长带状,染成棕褐色,横纹明显。躯体运动神经元发出的轴突染成棕黑色,在抵达骨骼肌纤维后失去髓鞘,反复分支,每一分支终末呈葡萄状,贴附在一条骨骼肌纤维的肌膜上,该连接区呈椭圆形板状隆起,为运动终板(图5-7)。

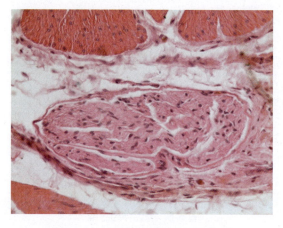

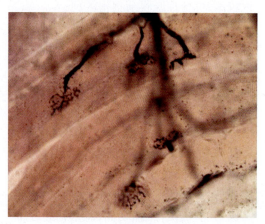

图5-6　无髓神经纤维(膀胱神经丛)　　　　图5-7　运动终板(高倍)

（十）游离神经末梢（示教）

取材：口唇（大白鼠）

染色：Banson 氏法

高倍镜观察：标本染成棕黄色，神经纤维呈黑色。它的末端分布于表皮各层上皮细胞内。

（十一）肌梭（示教）

取材：肋间肌撕片（猫）

染色：氯化金镀染法

高倍镜观察：肌梭呈纺锤形，与肌的长轴一致。表面有染色浅的结缔组织包裹，内为骨骼肌纤维，有的可见横纹，神经纤维染成黑色，缠绕在肌纤维周围。

四、思考与练习

1. 在 HE 染色切片中树突的起始部和轴丘有何不同？

2. 何谓多极神经元？请简述多极神经元的形态结构？

3. 描述高倍镜下多极神经元的结构。

五、知识拓展

乙脑是乙型脑炎病毒感染引起的急性传染病。临床表现为高热、嗜睡、抽搐、昏迷等。病变广泛累及脑脊髓实质，引起神经细胞变性、坏死，胶质细胞增生和血管周围炎细胞浸润，镜下可见血管套现象、卫星现象、嗜神经现象、软化灶和胶质结节。

（段炳南）

第六章
神 经 系 统

一、重点和难点

重点:大、小脑皮质的分层,大脑锥体细胞与小脑蒲肯野氏细胞的结构。

难点:大脑皮质的分层。

二、实验目的

1. 掌握脊髓的基本结构和大、小脑皮质的分层结构。

2. 了解神经元与神经胶质细胞的分布与比例。

三、实验内容

(一) 脊髓

取材:脊髓(猫)

染色:HE

1. **肉眼观察** 标本为脊髓横切面,呈椭圆形,灰质居中为 H 形或蝴蝶形,染色较深,灰质周围染色浅的为白质。

2. **低倍镜观察** 分辨白质和灰质及灰质的前角和后角,还有脊髓膜。

(1) 白质:为神经纤维集中处(传导束),多为有髓神经纤维的横切面。

(2) 灰质:含神经元胞体、神经胶质细胞和无髓神经纤维。灰质中央有脊髓中央管的切面。

(3) 脊髓膜:位于脊髓的表面,由结缔组织构成。

3. 高倍镜观察

(1) 脊髓膜:由外向内,分硬膜、蛛网膜和软膜三层。

硬膜:为较厚的致密结缔组织。

蛛网膜:为薄层的结缔组织。硬膜与蛛网膜之间有狭小的间隙,此为硬膜下腔。

软膜:为薄层结缔组织,紧贴脊髓的表面,富含血管。蛛网膜与软膜之间有蛛网膜下腔。

(2) 脊髓中央管:管壁由一层柱状的室管膜细胞构成。

(二) 大脑

取材:大脑(猴)

染色:HE

1. **肉眼观察** 标本一侧凹凸不平为脑回和脑沟。其表面着色较深的是皮质,中央着色较浅的为髓质。

2. 低倍镜观察

(1) 软膜:为紧贴大脑表面的薄层结缔组织,富含血管。

(2) 皮质(灰质):由许多大小、形状不一的神经细胞、神经胶质细胞及细胞间少量染成红色的无髓神经纤维构成。皮质的神经元分层排列,由外向内分为六层,但在 HE 染色标本中,各层界限不清。①分子层:染色较浅,神经元小且少;②外颗粒层:主要为星形细胞,胞体较小。锥体细胞少;③外锥体细胞层:有很多中、小型的锥体细胞;④内颗粒层:细胞密集,多数是星形细胞;⑤内锥体细胞层:主要为大、中型锥体细胞;⑥多形细胞层:靠近髓质,主要为梭形细胞。

(3) 髓质(白质):主要由染成红色的无髓神经纤维和神经胶质细胞构成。

3. 高倍镜观察　选择一较大且切面完整的锥体细胞观察。胞体呈锥体形,锥顶向表面,其主干树突自锥顶伸出。胞质含尼氏体,核大而圆。

(三) 小脑

取材:小脑(狗)

染色:HE

1. 肉眼观察　呈叶片状,各叶片表面为薄层粉红色,其浅面为紫色,两者共同组成皮质,皮质深面呈强紫色的是髓质。

2. 低倍镜观察　分辨皮质和髓质及皮质的三层。皮质表面,厚而着色浅的为分子层;靠近髓质,厚而着色深的为颗粒层,两者之间有一排大神经元的胞体,为蒲肯野细胞层。髓质(白质)位于皮质深部。染色最浅,与皮质界限清楚,主要由无髓神经纤维构成。

3. 高倍镜观察　重点观察皮质。①分子层:细胞较少,主要由无髓神经纤维构成;②蒲肯野细胞层:由一排蒲肯野细胞组成。胞体大,呈梨状,染色较深,核大,核仁明显;③颗粒层:主要由大量的颗粒细胞密集排列而成。颗粒细胞小而圆,染色较深。

四、思考与练习

1. 何为血-脑屏障? 其组成和功能如何?

2. 简述大脑皮质的组织结构。

(段炳南)

第七章
循 环 系 统

一、重点和难点

重点：心壁的分层，大、中、小动脉的结构。

难点：心内膜与心外膜的区别，各级动脉内、外弹性膜的辨认。

二、实验目的

1. 掌握心壁的组织结构；掌握大、中、小动脉的组织结构；掌握毛细血管的组织结构。

2. 了解动脉与静脉的结构区别。

三、实验内容

（一）心脏

取材：心脏（羊）

染色：HE

1. 肉眼观察 标本为心脏壁的一部分，平整的一侧为心外膜。

2. 低倍镜观察 辨认心内膜、心肌膜和心外膜大致分布。心内膜较薄，着浅红色，可见体积大，着色浅的蒲肯野纤维。心肌层最厚，色深红。心外膜薄而含有脂肪组织。

3. 高倍镜观察

（1）心内膜：分内皮和内皮下层。内皮为单层扁平上皮，可见扁圆形细胞核，胞质不清；内皮下层由结缔组织构成，内层为细密结缔组织，外层即心内膜下层，为疏松结缔组织，内含蒲肯野纤维（图7-1）。蒲肯野纤维较一般心肌纤维粗，胞质丰富，染色较浅，呈粉红色，有1~2个细胞核，居中，核质比例小，肌原纤维少，横纹不明显。

（2）心肌膜：由心肌纤维组成。由于肌纤维呈螺旋状排列，可见内纵、中环、外斜各种切面，肌纤维之间有丰富的毛细血管及少量结缔组织。

（3）心外膜：是浆膜（即心包脏层）。由外表面的间皮和疏松结缔组织组成，含小血管、神经纤维和脂肪组织（图7-2）。

（二）中动脉、中静脉

取材：股动、静脉（兔）

染色：HE

1. 肉眼观察标本中有两个较大的血管横断面，管壁较厚、管腔较小而圆的是中动脉，管壁较薄、管腔较大而不规则的是中静脉。

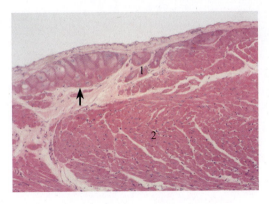

图 7-1　心脏
1. 心内膜；2. 心肌膜；↑浦肯野纤维

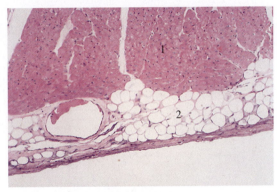

图 7-2　心脏
1. 心肌膜；2. 心外膜

2. 低倍镜观察

(1) 中动脉管壁分三层,界限清楚。由腔面向外观察。①内膜:很薄,以一层亮红色波浪状的内弹性膜与中膜分界;②中膜:最厚,主要由环行平滑肌组成;③外膜:厚度近似中膜,着色较浅,主要由结缔组织组成。外膜与中膜交界处有外弹性膜。

(2) 中静脉(必要时转高倍镜观察)重点与中动脉区别。①内膜:很薄,可见内皮和极少量的结缔组织构成的内皮下层,内弹性膜不明显,故与中膜分界不清;②中膜:较薄,主要由几层环行的平滑肌稀疏排列而成,染色较中动脉浅;③外膜:较厚,主要由结缔组织构成,或可见成束纵行的平滑肌横断面,无外弹性膜。

3. 高倍镜观察

(1) 中动脉:①内膜:由内向外可分三层,分别是内皮、内皮下层和内弹性膜。内皮为腔面的单层扁平上皮,其蓝色细胞核略向腔内突出;内皮外侧较薄的结缔组织为内皮下层,含少量胶原纤维和弹性纤维(不易分辨);靠近中膜的内弹性膜呈波浪状(中膜平滑肌收缩所致),亮红色,折光性强(图 7-3);②中膜:平滑肌纤维环行排列,核呈椭圆形,色较浅。肌纤维之间有弹性纤维和胶原纤维(不易分辨);③外膜:主要由结缔组织组成,含弹性纤维、小血管和神经。外膜与中膜相连处为外弹性膜,常呈断续状态。

(2) 中静脉:①内膜:可见内皮细胞核突出管腔,内皮下层薄,内弹性膜不明显,与中膜分界不清;②中膜:可见稀疏环形平滑肌束,其间分布胶原纤维等;③外膜:结缔组织丰富,可见少量成束纵行平滑肌横断面,无外弹性膜,故与中膜分界不清(图 7-4)。

(三) 大动脉

取材:主动脉(猴)

染色:HE

1. 肉眼观察　大动脉管腔大而圆,管壁厚。

2. 低倍镜观察　分为三层,但分界不明显。

(1) 内膜:最薄,染色较浅,与中膜分界不清。

(2) 中膜:最厚,主要由数十层环行排列的弹性膜组成,呈亮红色(图 7-5)。

(3) 外膜:较薄,由结缔组织构成。

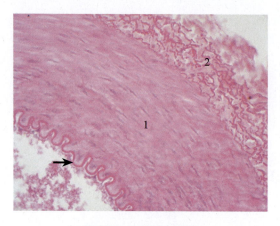

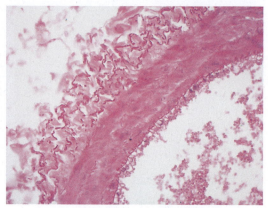

图 7-3 中动脉（高倍）
1. 中膜；2. 外膜；→内弹性膜

图 7-4 中静脉（高倍）

3. 高倍镜观察

（1）内膜：分为三层。①内皮：仅见核突向管腔，常有内皮脱落；②内皮下层：较中动脉厚，含胶原纤维、弹性纤维及平滑肌纤维；③内弹性膜：有数层，与中膜的弹性膜相连，故与中膜无明显的界限。

（2）中膜：有大量的弹性膜，呈波浪形，着亮红色，折光性强。其间夹有环行的平滑肌纤维，其核呈杆状。

（3）外膜：外弹性膜与中膜分界不明显，结缔组织中含营养血管和神经的断面。

（四）大静脉（示教）

取材：下腔静脉（猴）

染色：HE

低倍镜观察：管壁内膜很薄，内弹性膜不发达；中膜薄，为几层环形平滑肌；外膜则很厚，其结缔组织内常含有大量的纵行平滑肌束，营养血管丰富。

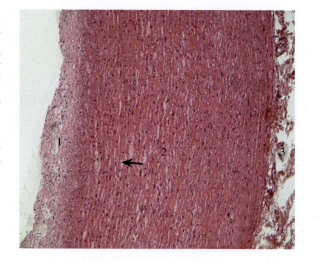

图 7-5 大动脉（低倍）
1. 内膜；2. 中膜；3. 外膜；←弹性膜

（五）小动脉和小静脉

取材：胃底（人）

染色：HE

1. 肉眼观察 标本为长条形，着蓝紫色的为黏膜，着红色的为肌层，两者之间着色浅的为疏松结缔组织，在该处找小动脉和小静脉观察。

2. 低倍镜观察 黏膜层和肌层之间的着色浅的区域为黏膜下层，由疏松结缔组织构成，寻找伴行的小动脉和小静脉的横切面观察。小动脉管壁厚，管腔小而圆；小静脉管壁薄，管腔大而不规则，腔内常有许多血细胞。

3. 高倍镜观察

(1) 小动脉:①内膜:内皮的核突入腔内,呈圆形(平滑肌收缩所致)。内弹性膜明显(较小的小动脉,内弹性膜薄而不明显);②中膜:主要由数层环行排列的平滑肌组成;③外膜:由结缔组织构成,与器官内的结缔组织相连续,无外弹性膜(图7-6)。

(2) 小静脉:①内膜:很薄,仅见一层内皮,内皮下层不明显;②中膜:少量平滑肌纤维或无平滑肌纤维;③外膜:薄,与周围结缔组织不易区别。

(六) 毛细血管

取材:心脏(羊)

染色:HE

1. 低倍镜观察　从心肌膜寻找心肌的纵切面和横切面。由于毛细血管与心肌纤维走行方向一致,故毛细血管的纵切面应在心肌纵切面之间观察,毛细血管横切面则在心肌横切面之间观察。

2. 高倍镜观察

(1) 毛细血管纵切面:管径小,管腔内只可容纳1~2行血细胞。管壁薄,主要由一层内皮构成,其核呈椭圆形,排列与血管长轴一致(图7-7)。

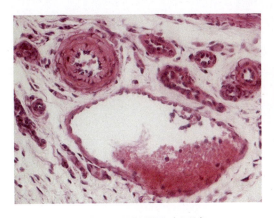 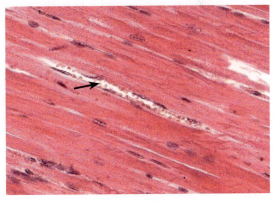

图7-6　小动、静脉(高倍)　　　　　图7-7　毛细血管(高倍)

(2) 毛细血管横切面:管壁由2~3个内皮细胞围成,也可只有一个内皮细胞围成呈指环状,内皮细胞核因收缩关系突入管腔,腔内常有1~2个血细胞。

(七) 微动脉、微静脉和毛细血管铺片(示教)

取材:肠系膜(兔)

染色:HE

1. 低倍镜观察　有粗细不等的微血管及毛细血管网。

2. 高倍镜观察

(1) 微动脉:管径较细,管壁较厚,管壁上的环形平滑肌纤维的核呈长椭圆形,排列密而整齐。

(2) 微静脉:与微动脉平行,管径稍粗。管壁较薄,只有断续的平滑肌纤维核。

(3) 毛细血管:分支吻合成网,管径很细,只见一层与管径平行排列的内皮细胞核。腔内可见红细胞。

四、思考与练习

1. 镜下中动脉有哪些特点？中动脉的中膜成分与大动脉的中膜成分有何不同？
2. 心内膜下层的蒲肯野纤维与心肌纤维有何不同？
3. 绘制高倍镜下小动脉和小静脉的结构图。
4. 请填写下列表格：

伴行动、静脉结构的比较

名称 \ 结构	厚度	管腔	成分
动脉			
静脉			

五、知识拓展

动脉粥样硬化是一组动脉硬化的血管病中常见的最重要的一种。低倍镜观察，可分清动脉壁的内、中、外膜三层，血管内膜面可见一较大的粥样斑块。病变主要在内膜，病变处表面为胶原纤维增生并发生玻璃样变性，深部为粥样坏死病灶，呈红色颗粒状，其中可见大量针形、菱形或不规则的裂隙，即为胆固醇结晶(图 7-8)。由于在动脉内膜积聚的脂质外观呈黄色粥样，因此称为动脉粥样硬化。

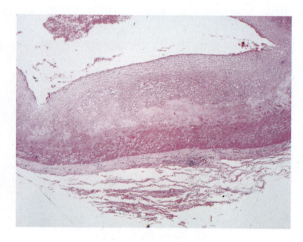

图 7-8　动脉粥样硬化(低倍)

（罗文奇）

第八章
免 疫 系 统

一、重点和难点

重点：淋巴结、脾脏和胸腺的组织结构。

难点：淋巴小结的分区，淋巴窦内各种细胞的辨认，脾小结与动脉周围淋巴鞘的区别，胸腺小体的辨认。

二、实验目的

1. 掌握淋巴结的组织结构；掌握脾脏的组织结构；掌握胸腺的组织结构。
2. 了解扁桃体的结构。

三、实验内容

（一）胸腺

取材：胸腺（猴）

染色：HE

1. **肉眼观察** 标本一侧稍隆起的表面呈浅红色为被膜，它伸入胸腺内形成小叶间隔，将实质分成许多小叶。小叶周边着深蓝紫色为皮质，中央着色较浅为髓质。

2. **低倍镜观察**

（1）被膜和小叶间隔：表面有薄层结缔组织为被膜，被膜伸入胸腺实质为小叶间隔，将胸腺分成许多大小不等、不完全分隔的小叶（图8-1）。

（2）皮质：位于小叶的周边部分，淋巴细胞多而密集，着色较深。

（3）髓质：位于小叶的中央部分，与皮质无明显界限。其内细胞较少而排列疏松，故着色较浅。由于皮质未完全包裹小叶，相邻小叶的髓质彼此相连。有的髓质内可见大小不一、染成粉红色的椭圆形小体，此为胸腺小体。

3. **高倍镜观察**

（1）皮质：主要由大量密集的淋巴细胞（胸腺细胞）和少量的上皮性网状细胞（胸腺上皮细胞）组成，淋巴细胞核染色深，胞质很少。上皮性网状细胞核较大，呈椭圆形，染色浅，胞质着浅红色。

（2）髓质：主要由较多的髓质上皮细胞和较少的淋巴细胞组成。细胞排列较分散。胸腺小体呈椭圆形或不规则形，由多层扁平的胸腺小体上皮细胞呈同心圆排列围成（注意胸腺小体与血管横切面相区别）。小体中央的细胞已变性，核消失，胞质完全角化，呈红色均质状，或崩解成碎片，结构不清；小体外层的细胞核清楚，呈新月形（图8-2）。

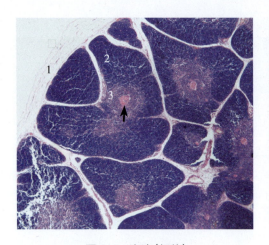

图 8-1　胸腺(低倍)
1. 被膜;2. 皮质;3. 髓质;↑胸腺小体

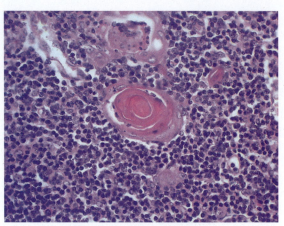

图 8-2　胸腺髓质(胸腺小体)

(二) 淋巴结

取材:淋巴结(猫)

染色:HE

1. **肉眼观察**　淋巴结的纵切面呈椭圆形,为实质性器官。表面染成红色的是被膜,被膜下着深蓝色为皮质,中央部分着浅蓝色为髓质。在标本一侧有凹陷而无皮质结构的是淋巴结门(有的标本未切到)。

2. **低倍镜观察**

(1) 被膜和小梁:表面为薄层致密结缔组织构成的被膜,被膜伸入实质成为小梁,各种切面的小梁被染成红色,其内可有血管断面。有的标本可见淋巴结门,其内有脂肪组织、小血管和输出淋巴管的断面(图 8-3)。

(2) 皮质:位于被膜的深面。①浅层皮质:位于被膜内侧,主要由许多圆形或椭圆形的淋巴小结构成。淋巴小结的周围部着色较深,顶部称为淋巴小结帽;中央部着色较浅,称为生发中心。淋巴小结之间还有少量的弥散淋巴组织。②副皮质区:为位于皮质深层成片的弥散淋巴组织,其边界不明显。③皮质淋巴窦:分布于被膜与淋巴组织之间以及小梁与淋巴组织之间。皮质淋巴窦较窄小,结构疏松,染色较浅。

(3) 髓质:位于皮质的深层,与皮质无明显的界限。①髓索:由相互连接呈索状的淋巴组织构成,粗细不等;②髓窦:分布于髓索与髓索之间以及髓索与小梁之间。髓窦较大,色浅容易分辨。

3. **高倍镜观察**

(1) 皮质:①淋巴小结:淋巴小结帽为密

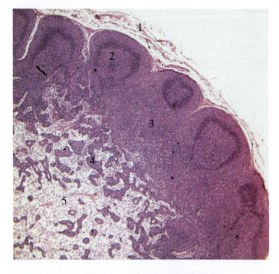

图 8-3　淋巴结(低倍)
1. 被膜;2. 淋巴小结;3. 副皮质区;4. 髓索;5. 髓窦

集的小淋巴细胞,核小,染色较深。生发中心可分明区和暗区。明区位于小结帽内侧,染色淡,主要由网状细胞、巨噬细胞和中淋巴细胞等组成(不必区分);暗区位于明区的内侧,染色深,由大淋巴细胞组成。②副皮质区:主要由小淋巴细胞组成。在淋巴细胞间可以寻找到高内皮微静脉(毛细血管后微静脉)。与一般微静脉相比,高内皮微静脉管径略粗,内皮细胞呈立方形或柱状,核较大,呈椭圆形,胞质较多。常见正在穿越内皮的淋巴细胞(图8-4)。③皮质淋巴窦:窦壁可见扁平的内皮细胞;窦内有星形内皮细胞,形似网状细胞,突起明显;巨噬细胞常附着于内皮细胞上;淋巴细胞散在分布(图8-5)。

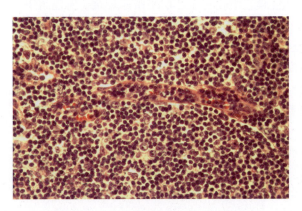

图8-4 淋巴结的毛细血管后微静脉

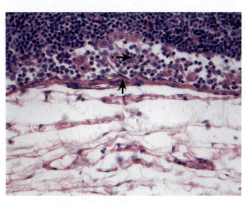

图8-5 皮质淋巴窦(高倍)
→星形内皮细胞;↑内皮细胞

(2) 髓质:着重观察髓窦。窦壁由扁平的内皮细胞围成,核扁,胞质少,紧贴髓索及小梁表面。窦内的星状内皮细胞有突起,呈星形,彼此相连;核较大,呈圆形,着色浅,核仁明显;胞质染成粉红色。窦内的巨噬细胞较大,呈卵圆形或不规则形;核较小,染色较深;胞质较多,染成红色;有的细胞胞质含吞噬的异物(图8-6)。

(三) 脾

取材:脾脏(人)

染色:HE

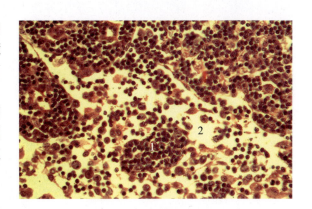

图8-6 淋巴结髓质(高倍)
1. 髓索;2. 髓窦

1. 肉眼观察 标本一侧的表面有染成红色的被膜。被膜下是实质,它的大部分呈红紫色是红髓;其中散在分布的深蓝色圆形和条索状结构是白髓。

2. 低倍镜观察

(1) 被膜和小梁:由较厚的致密结缔组织构成。被膜伸入实质形成小梁,其中可有血管断面(图8-7)。

(2) 白髓:染成深蓝色,由密集淋巴组织构成,散在分布,呈圆形或条索状。

(3) 红髓:分布于白髓之间,由脾索和脾窦构成。脾索染成红色,呈条索状,脾索之间的狭窄腔隙为脾窦(脾窦内含血细胞,由于制片过程中将血液冲洗干净,故呈裂隙状。)

(4) 边缘区:位于白髓和红髓交界处,淋巴细胞较白髓稀疏。

3. 高倍镜观察

(1) 被膜和小梁:被膜的致密结缔组织中含弹性纤维和平滑肌纤维。被膜表面覆盖间皮(有的已脱落)。实质中有小梁的各种断面,其内有时可见管腔较大的小梁动脉或小梁静脉的断面。

(2) 白髓:①动脉周围淋巴鞘:是围绕中央动脉周围的弥散淋巴组织,呈长鞘状,可见各种切面。中央动脉管壁的内膜有内皮和内弹性膜。中膜有1~2层平滑肌环绕。淋巴组织以小淋巴细胞为主(图8-8)。②脾小结:为脾内淋巴小结,位于动脉周围淋巴鞘的一侧。脾小结内可有中央动脉分支的断面,并常有生发中心(生产B细胞)。

(3) 红髓:①脾索:位于脾窦之间,呈不规则条索状。主要由索状淋巴组织构成,其内富含各种血细胞、巨噬细胞等,不必分辨(图8-9)。②脾窦(血窦):为不规则的腔隙,窦壁内皮细胞附于脾索,呈长杆状,可见它的各种断面,含核的胞体向窦腔内隆起。窦腔内有少量血细胞。

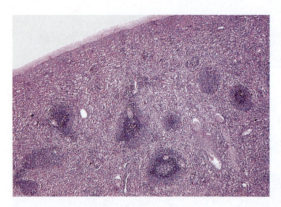

图 8-7　脾(低倍)

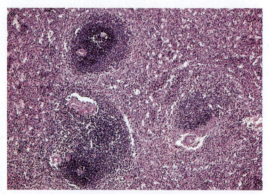

图 8-8　脾白髓
1. 脾小结;2. 动脉周围淋巴鞘

(四) 腭扁桃体

取材:腭扁桃体(狗)

染色:HE

1. 肉眼观察　标本的一侧紫红色且向扁桃体内部凹陷,此为表面的黏膜上皮;另一侧为底面,有粉红色的被膜包裹。上皮深面有成片着紫色的为淋巴组织。

2. 低倍镜观察

(1) 黏膜:由复层扁平上皮和固有层组成。①上皮和隐窝:表面为复层扁平上皮。有的部位上皮向下方结缔组织凹陷,形成较深的隐窝。隐窝深部上皮可见免疫细胞浸润。②固有层:位于上皮深面,

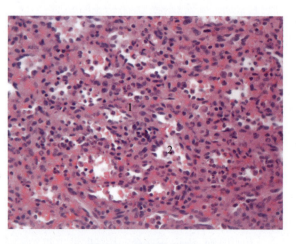

图 8-9　脾红髓(高倍)
1. 脾索;2. 脾血窦

结缔组织较少,内含黏液腺。在隐窝周围固有层内,有许多淋巴小结和弥散淋巴组织,淋巴小结可有生发中心(图 8-10)。

(2) 被膜:位于扁桃体的底面,由致密结缔组织构成。

(五)网状纤维(示教)

取材:淋巴结(狗)

染色: Foot's 镀银法

高倍镜观察:网状纤维较细,呈黑色,分支交织成网。细胞核染成灰色,胞质未染色。

四、思考与练习

1. 如何在光镜下辨认免疫器官?

2. 脾白髓有何分布规律?

3. 描述淋巴结皮质和脾白髓的光镜结构。

4. 简述淋巴结髓窦和脾窦的区别。

五、知识拓展

肾淋巴结反应性增生是淋巴结最常见的良性增生性病变,淋巴滤泡增生常由体液免疫反应的刺激而引起。淋巴滤泡的数量增加,大小不一,生发中心明显扩大,周围有小淋巴细胞围绕。增生的 B 细胞聚集在滤泡生发中心内,含有核碎片的组织细胞散布其间。在副皮质区还可见浆细胞、巨噬细胞等(图 8-11)。

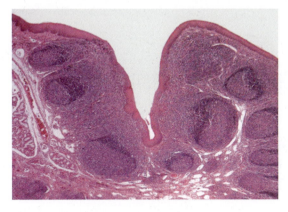

图 8-10 扁桃体(低倍)

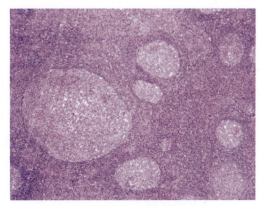

图 8-11 肾淋巴结反应性增生

(罗文奇)

第九章
内分泌系统

一、重点和难点

重点：甲状腺滤泡、肾上腺皮质及腺垂体的结构。
难点：腺垂体前叶三种细胞的区别，神经部赫令体的辨认。

二、实验目的

1. 掌握甲状腺、肾上腺和脑垂体的组织结构。
2. 熟悉脑垂体各部的位置。
3. 了解甲状腺与甲状旁腺和腺垂体与神经垂体的组织结构关系。

三、实验内容

（一）甲状腺
取材：甲状腺（狗）
染色：HE

1. 肉眼观察　标本为甲状腺的一部分，染成粉红色。在甲状腺的边缘有一卵圆形的小块，染成蓝紫色是甲状旁腺。
2. 低倍镜观察
（1）被膜：甲状腺的一侧由薄层致密结缔组织构成。
（2）实质：由许多大小不一的滤泡构成。滤泡壁是单层上皮构成，滤泡腔内充满红色均质状胶质。滤泡之间的结缔组织中有丰富的毛细血管（图9-1）。
3. 高倍镜观察
（1）滤泡：由单层立方上皮围成（随功能状况不同，细胞的高低有改变），核圆，胞质多呈粉红色。滤泡腔内充满红色的胶质，是碘化的甲状腺球蛋白。其周边可见圆形或半圆形空泡（图9-2）。
（2）滤泡旁细胞（C细胞）：单个位于滤泡壁上皮之间或成群分布于滤泡之间。体积较大，呈圆形，胞质染色浅。核大，染色浅。（C细胞的形态、大小、数量和分布依动物种类而有差异，人的C细胞比动物少。）
（二）甲状旁腺
取材：甲状腺（狗）
染色：HE

1. 肉眼观察　甲状腺边缘一蓝紫色的卵圆形小块为甲状旁腺。

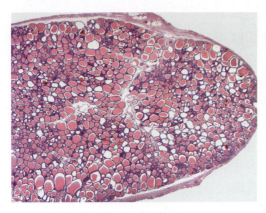

图 9-1 甲状腺(低倍)

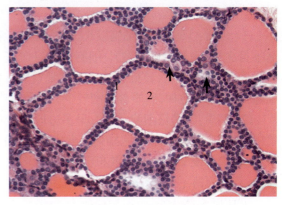

图 9-2 甲状腺(高倍)

1.滤泡上皮细胞;2.胶质;↑滤泡旁细胞

2. 低倍镜观察

(1) 被膜:由薄层结缔组织组成。

(2) 实质:腺细胞密集排列成索或成团,其间有少量结缔组织和丰富的毛细血管。

3. 高倍镜观察腺细胞有两种(图 9-3)。

(1) 主细胞:数量很多。细胞呈多边形,由于制片时胞质收缩,细胞界限不清楚。核圆,染色较浅。

(2) 嗜酸性细胞:根据动物种类不同而异。狗无嗜酸性细胞,参看教材图。数量少,单个或呈小群分布于主细胞之间,较主细胞大,核小且染色深,胞质颗粒呈嗜酸性。

(三) 肾上腺

取材:肾上腺(猫)

染色:HE

1. 肉眼观察 周围染色浅及其下方染色较深的为皮质。中央染色浅,内有明显腔隙的为髓质。

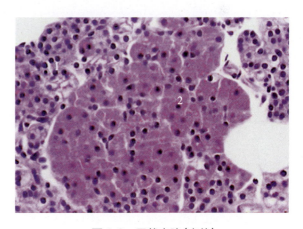

图 9-3 甲状旁腺(高倍)

1.主细胞;2.嗜酸性细胞

2. 低倍镜观察

(1) 被膜:位于表面,由结缔组织组成(图 9-4)。

(2) 皮质:由于细胞排列不同,依次分为三带。三带之间无明显界限,而是逐渐过渡的。①球状带:位于被膜下,较薄,腺细胞排列成团,着色浅红;②束状带:位于球状带的下方,最厚,腺细胞排列成条索状,着色浅;③网状带:位于束状带下方,着色较深,腺细胞排列成条索状且相互吻合成网。

(3) 髓质:位于中央,较薄,与网状带分界常不整齐(动物一般分界很清楚)。如标本固定液含有铬盐,髓质细胞被染成黄褐色,故又称嗜铬细胞(此标本未被含铬盐固定液固定,故髓质细胞未被染成黄褐色)。细胞排列成索或团状,并相互连接成网,还有管腔较大的中央静脉或其属支。难见交感神经节。

3. 高倍镜观察

(1) 皮质:①球状带:细胞较小,呈矮柱状或多边形,核圆,染色深,胞质染色略深,内含空泡小且少(脂滴被溶解所致)。细胞团间有血窦。②束状带:细胞较大,为多边形,胞质内充满脂滴,故呈泡沫状,核染色较浅。细胞索间有血窦。③网状带:细胞小,呈不规则形,有些细胞核固缩,染色深,胞质含脂滴较少。细胞索吻合成网,网眼内有血窦。

(2) 髓质:①嗜铬细胞:较大,呈多边形(若固定液内含铬盐,胞质内的颗粒可被铬盐染成黄褐色),核圆,染色浅,细胞排列呈索或团,其间有血窦。②交感神经节细胞:为多极神经元,数量少,单个或 2~3 个成群散布于髓质(大多数切片中无交感神经节细胞)。③中央静脉:管腔大,管壁厚薄不匀,由于纵行平滑肌多成束排列所致。

(四)脑垂体

取材:脑垂体(猫)

染色:HE

1. 肉眼观察 标本为椭圆形,染色深的是远侧部,染色浅的为神经部。两者之间有一裂隙相分隔。

2. 低倍镜观察 分辨远侧部、神经部和中间部的位置及结构(图 9-5)。

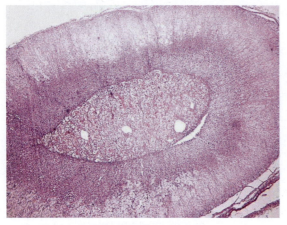

图 9-4 肾上腺(低倍)

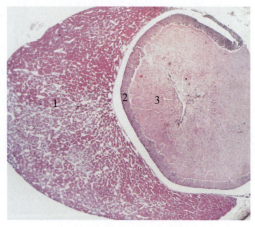

图 9-5 垂体(低倍)
1. 远侧部;2. 中间部;3. 神经部

(1) 被膜:表面的一层结缔组织膜。

(2) 实质:①远侧部(前叶):腺细胞密集排列成索或团,其间有丰富的血窦;②神经部:染成浅红色的神经纤维多,细胞成分较少;③中间部:位于裂隙的后壁,紧贴神经部,为一狭长区域。腺细胞排列成索或团,也有排列成滤泡。

3. 高倍镜观察

(1) 远侧部:根据胞质的染色,腺细胞分为三种(图 9-6)。①嗜酸性细胞:较大,细胞界限清楚,胞质染成红色。细胞数量较多。②嗜碱性细胞:最大,细胞界限不清楚,胞质染成紫蓝色。细胞数量较少。常分布于远侧部周边。③嫌色细胞:最小,细胞排列成团,由于胞质少且染色很浅,故细胞界限不明显。细胞数量最多。

(2) 神经部:有大量浅红色的无髓神经纤维;其间散在的核为神经胶质细胞(垂体细胞)的核;还有大小不一、圆形或椭圆形、染成粉红色的均质小块,即赫令体(图 9-7);有丰富的血窦。

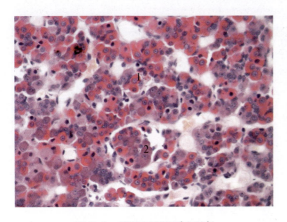

图 9-6　垂体远侧部（高倍）
1. 嗜酸性细胞；2. 嗜碱性细胞

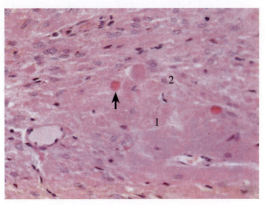

图 9-7　垂体神经部（高倍）
1. 无髓神经纤维；2. 垂体细胞；↑赫令体

（3）中间部：由单层立方或矮柱状细胞围成滤泡，腔内有红色胶质。滤泡周围有嫌色细胞和嗜碱性细胞。

（五）甲状腺滤泡旁细胞（示教）

取材：甲状腺（人）

染色：镀银法

高倍镜观察：滤泡之间及滤泡壁上单个或成群分布，呈圆形或椭圆形，胞质中含大量棕黑色嗜银颗粒，核圆，色浅。

四、思考与练习

1. 什么是内分泌腺？描述它们在结构和功能上的共同特征。

2. 甲状腺实质的结构和功能如何？

3. 肾上腺皮质与髓质结构和功能如何？

4. 下丘脑有无内分泌功能？它与脑垂体有什么关系？

5. 联系垂体各部的组织结构特点及功能，解释为什么垂体是最重要的内分泌腺？

五、知识拓展

肾上腺皮质腺瘤是肾上腺皮质细胞发生的一种良性肿瘤。光镜下：主要由富含类脂质的透明细胞构成（少数瘤细胞胞质含类脂质少，可为嗜酸性），瘤细胞与正常皮质细胞相似，核较小，瘤细胞排列成团，由富含毛细血管的少量间质分隔（图 9-8）。

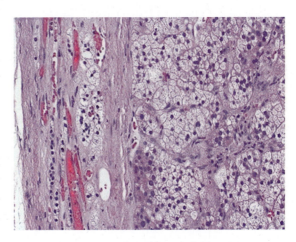

图 9-8　肾上腺皮质腺瘤

（罗文奇）

第十章
皮肤与感官

第一节 皮 肤

一、重点和难点

重点：表皮的分层，理解表皮的角化过程。
难点：角质层与透明层、汗腺分泌部与导管的区别；触、压觉小体及毛囊、毛球的辨认。

二、实验目的

1. 掌握皮肤的组织结构。
2. 了解汗腺、皮脂腺和毛发的基本结构。

三、实验内容

（一）掌皮
取材：掌皮（人）
染色：HE

1. 肉眼观察 标本的一侧表面染成红色及其深面染成紫蓝色为表皮，另一侧染色浅，呈网状为皮下组织，两者之间染成粉红色的为真皮。

2. 低倍镜观察 分辨表皮、真皮和皮下组织（图 10-1）。

（1）表皮：为角化的复层扁平上皮。表面染成红色，较厚，为角质层。表皮与真皮交界处凹凸不平。

（2）真皮：位于表皮下方，可分为两层。①乳头层：紧邻表皮，由薄层结缔组织构成。此层组织向表皮基底部突出，形成许多嵴状或乳头状隆起，称真皮乳头。②网织层：在乳头层下方，较厚，由致密结缔组织构成。此层与乳头层无严格界限。

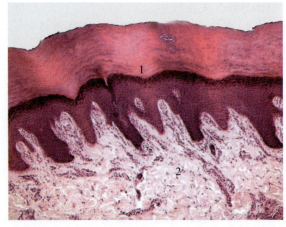

图 10-1 掌皮（低倍）
1. 表皮；2. 真皮

（3）皮下组织（解剖学上称浅筋膜，临床上称蜂窝组织）：位于网织层的深面，由疏松结缔组织和脂肪组织构成。此层与网织层无明显界限。有时可见体积大，扁平细胞呈同心圆排列的环层小体。

3. 高倍镜观察　先观察表皮再观察真皮。

（1）表皮：根据细胞形态不同由基底层向表层观察，表皮分5层（图10-2）。①基底层：为一层矮柱状的基底细胞，胞质嗜碱性较强；②棘层：为数层多边形细胞，界限清楚，相邻细胞间棘状突起（染成红色）相接形成细胞间桥（放低聚光器，调暗视野），此细胞称为棘细胞；③颗粒层：为3~5层梭形细胞，胞质内含许多大小不一的蓝紫色颗粒，称为透明角质颗粒；④透明层：为2~3层更扁的梭形细胞，核已退化消失，细胞呈透明均质状，胞质染成红色，细胞界限不清；⑤角质层：由许多层角化细胞组成，无核，细胞呈均质状嗜酸性，界限不清。该层有螺旋状的汗腺导管穿行，故呈现一连串的腔隙。

（2）真皮：

① 真皮乳头：含许多毛细血管或触觉小体。触觉小体为椭圆形，外包结缔组织被囊，内有数层横形排列的扁平细胞（图10-3）。

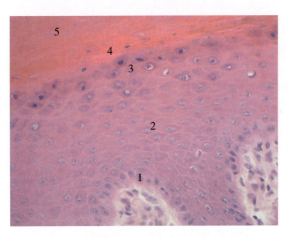

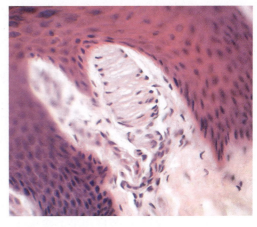

图 10-2　表皮（高倍）　　　　　　图 10-3　真皮乳头层的触觉小体
1. 基底层；2. 棘层；3. 颗粒层；4. 透明层；5. 角质层

② 汗腺：是单管腺，由分泌部和导管组成。分泌部位于真皮的深层或皮下组织，由于分泌部盘曲成团，故成群存在。分泌部管径较粗，由单层锥体形细胞围成；腺细胞染色较浅。腺细胞与基膜之间有肌上皮细胞，胞质染色较深，核小而着色较深。导管的管径较细，由两层立方上皮细胞构成，细胞小，胞质嗜碱性，染色深（图10-4）。

③ 环层小体（感受压觉）：位于真皮深层或皮下组织内，呈圆形或椭圆形，小体中心为一条无结构的圆柱体，称内核，周围是由许多扁平的细胞呈同心圆状排列构成（图10-5）。

（二）头皮

取材： 头皮（人）

染色： HE

1. 肉眼观察　标本一侧为薄层蓝紫色即表皮，表皮下方染成红色的部分为真皮，其中

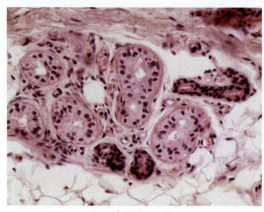

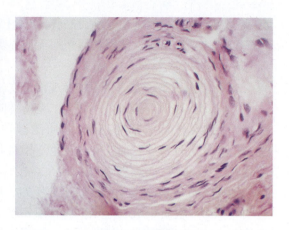

图 10-4 汗腺   图 10-5 环层小体

斜行分布染成蓝紫色的为毛囊。真皮深面染色浅的为皮下组织。

2. 低倍镜观察 分辨表皮、真皮和皮下组织(图 10-6)。

(1) 表皮:较薄,由角化的复层扁平上皮组成。角质层和颗粒层很薄,透明层不明显。

(2) 真皮:较厚,由结缔组织组成。其中有毛囊、皮脂腺、汗腺及立毛肌。

(3) 皮下组织:为大量脂肪组织,可有毛囊、毛球和汗腺。

3. 高倍镜观察 重点观察毛囊、毛球、毛乳头、皮脂腺和立毛肌。

(1) 毛囊:选择一毛囊的纵切面观察。毛囊包裹着毛根,分为两层,内层由数层上皮细胞构成,称为上皮根鞘;外层由致密结缔组织构成,称为结缔组织鞘,与真皮组织无明显分界。毛根由数层含黑色素的角化上皮细胞构成,部分毛根脱落(图 10-7)。

(2) 毛球、毛乳头(图 10-7):毛囊和毛根下端合成一体,膨大呈球状即毛球。毛球内的毛母质细胞界限不清,毛母质细胞和毛根上皮细胞内含大量黑色素颗粒。毛球底部有结缔组织突入其间,形成的即毛乳头。

(3) 皮脂腺(图 10-8):位于毛囊与立毛肌之间,是泡状腺。分泌部为实心的细胞团,外层细胞幼稚,体积较小,染色较深。中心细胞体积大、多边形,胞质充满了小脂滴,染色浅,核固缩或消失。导管短,由复层扁平上皮构成,与毛囊上皮相连。

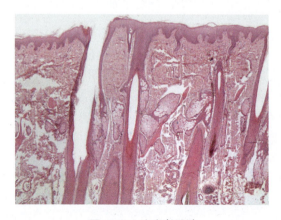

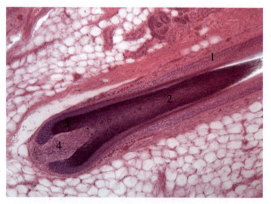

图 10-6 头皮(低倍)   图 10-7 头皮
1.毛囊;2.毛根;3.毛球;4.毛乳头

（4）立毛肌：位于毛根与皮肤所在的钝角侧，为一束斜行的平滑肌或部分断面，它一端附于毛囊，另一端止于真皮乳头层。

（三）体皮

取材：体皮（人）

染色：HE

1. 肉眼观察　标本为长方形，根据颜色大致分辨表皮、真皮和皮下组织。

2. 低倍镜观察　体皮与头皮的组织结构相似，主要区别是毛发少且细小、皮脂腺和立毛肌少，表皮基底细胞含黑色素颗粒较多。

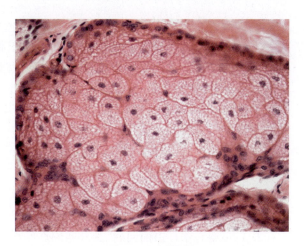

图 10-8　皮脂腺

四、思考与练习

1. 光镜下掌皮表皮的分层与各层细胞的形态结构以及角质形成过程如何？

2. 皮肤的附属器官有哪些？如何区别汗腺和皮脂腺？

3. 试从结构上说明皮肤的感觉、保护、分泌、排泄、调节体温等功能。

五、知识拓展

皮肤系统性硬化症：系统性硬化以全身多个器官间质纤维化和炎症性改变为特征，主要累及皮肤。镜下，真皮中胶原纤维明显增加，表皮萎缩，附属器萎缩消失。有时可出现局灶性或弥漫性皮下组织钙化，真皮内小血管壁增厚、玻璃样变化。

第二节　眼

一、重点和难点

重点：眼球壁、眼睑的光镜结构。

难点：眼球壁的各层结构特点。内耳（听觉、位觉感受器）的结构特点。

二、实验目的

1. 主要掌握眼球壁、眼睑的结构特点。

2. 熟悉眼内容物的特点、听觉及位觉感受器的特点。

三、实验内容

（一）眼球

取材：眼球（猴）

染色：HE

1. 肉眼观察 标本为眼球的矢状切面,先区分出眼球壁从外向内的三层膜,后找到眼球内容物,其特点如下(图10-9):①纤维膜:位于眼球外层,染成红色,前部为角膜,后部为巩膜(前部被覆球结膜);②血管膜:位于纤维膜内面,呈棕黑色。紧贴巩膜内面为脉络膜,其向前增厚呈三角形的部分为睫状体,睫状体前面为虹膜。虹膜在切片上表现为两个叶片状的棕黑色结构,两者之间的空隙为瞳孔(有的切片未切到瞳孔处,故虹膜呈一连续的结构)。③视网膜:位于眼球壁内面,肉眼不易分辨。

眼球内容物有晶状体、玻璃体和房水。①晶状体:位于虹膜和玻璃体之间,染成红色的椭圆体;②玻璃体:位于晶状体与视网膜之间,染色很浅(不易分辨,有些切片的已脱落);③前房和后房:前房是角膜与虹膜之间的腔隙,后房是虹膜与晶状体、睫状体及玻璃体之间的腔隙。眼房内充满房水(已流失)。

2. 低倍镜观察 由前向后、由外向内逐层观察。

(1) 角膜:从前向后分为5层:①角膜上皮:为未角化的复层扁平上皮,上皮基部平整;②前界层:为不含细胞、透明的均质薄膜,主要由胶原纤维和基质组成;③固有层:为较厚的角膜基质,由平行排列的胶原纤维组成,含少量成纤维细胞,无血管;④后界层:很薄,不易观察,其结构与前界层相似;⑤角膜内皮:为单层扁平上皮(图10-10)。

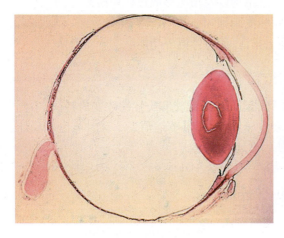

图10-9 眼球(低倍)

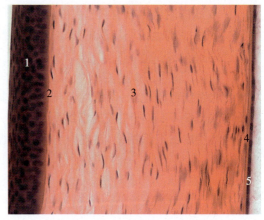

图10-10 角膜(高倍)

1.角膜上皮;2.前界层;3.固有层;4.后界层;5.角膜内皮

(2) 巩膜:位于角膜后部,由致密结缔组织构成(含大量粗大的胶原纤维)。与角膜交界的部位向前内侧伸出一较短的环形突起,即巩膜距。

(3) 虹膜:由前向后分为三层。①前缘层:为一层不连续的扁平的成纤维细胞和色素细胞;②虹膜基质:由疏松结缔组织构成,内含丰富的色素细胞和血管;③虹膜上皮:位于后面,由两层细胞组成。前层细胞为肌上皮细胞,很薄,染成红色。纵向排列者为瞳孔开大肌,靠近瞳孔缘者为环行的瞳孔括约肌(为平滑肌横断面)。后层细胞充满色素,界限不清。

(4) 睫状体:位于虹膜的后外侧,前与虹膜相连,后与脉络膜相接,切面呈三角形,内侧有许多突起为睫状突。睫状体由睫状肌、基质和上皮组成。睫状肌位于外侧,是不同方向排列的平滑肌。基质位于睫状肌内侧,是富含血管和色素细胞的结缔组织。睫状体上皮位于睫状体内表面,由两层细胞组成。外层为色素细胞,内层为胞质清亮的非色素细胞(可产生房水)。

(5) 脉络膜:位于巩膜内侧,由疏松结缔组织组成,内含丰富的血管和色素细胞。

(6) 视网膜:位于脉络膜的内面,由色素上皮层和神经层构成。由于制片影响,色素上皮往往与神经层分离而紧贴脉络膜。

(7) 晶状体:位于虹膜之后,呈双凸椭圆形,染成红色。前面有单层立方上皮。晶状体主要由许多平行排列的长柱状晶体纤维组成。

3. 高倍镜观察 重点观察角膜缘和视网膜的四层细胞结构。

(1) 角膜缘:为角膜与巩膜移行处。在角膜缘的内侧有巩膜静脉窦,为一狭长腔隙,腔面被覆内皮。巩膜静脉窦的内侧为小梁网,由小梁和小梁间隙组成(图 10-11)。

(2) 视网膜:①色素上皮细胞位于视网膜的最外层,为单层矮柱状上皮,胞质充满黑色素颗粒;②神经层:神经细胞由外向内分三层,视细胞层、双极细胞层、节细胞层,视细胞位于色素上皮内侧,细胞很多,细胞核呈椭圆形,密集排列。视细胞的突起染成粉红色,树突伸向外侧,轴突伸向内侧。视细胞分为视锥细胞和视杆细胞两种,但镜下不易分辨。双极细胞位于视细胞的内侧,核亦排列成较厚的一层。节细胞位于双极细胞的内侧,数量较少,胞体较大,核大而圆,染色浅,为多极神经元(图 10-12)。

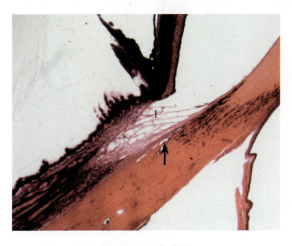

图 10-11 角膜缘
1. 巩膜静脉窦;↑小梁网

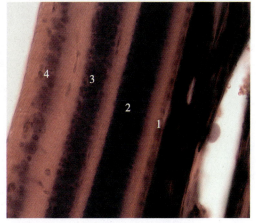

图 10-12 视网膜(高倍)
1. 色素上皮层;2. 视细胞层;3. 双极细胞层;4. 节细胞层

(二) 眼睑

取材:眼睑(人)

染色:HE

1. 肉眼观察 标本一侧的表面染成蓝紫色的为皮肤;另一侧表面有薄层紫色的是睑结膜;皮肤与睑结膜相接处为睑缘。

2. 低倍镜观察 区分出自外向内的五层(图 10-13),并逐层观察结构,可转高倍观察特点:①皮肤:较薄,真皮乳头浅,有毛囊,皮脂腺和汗腺;②皮下组织:为薄层疏松结缔组织;③肌层:主要为环行的眼轮匝肌,其骨骼肌纤维呈横切面;④睑板:由致密结缔组织构成,内有睑板腺(皮脂腺);⑤睑结膜:由复层柱状上皮(含杯状细胞)和薄层结缔组织固有层组成。

四、思考与练习

1. 简述角膜的结构及其透明的主要因素。
2. 简述房水的产生和排出途径。
3. 视锥细胞和视杆细胞的结构与功能有何不同?

五、知识拓展

原发性视网膜脱离就是视网膜的神经上皮层与色素上皮层的分离。为临床常见病,患者男性多于女性约为 3∶2,多数为 30 岁以上成年人,10 岁以下的儿童少见,左右眼之间差异,双眼发病率约为患者总数的 15%。好发于近视眼,特别是高度近视。主要症状变视症、飞蚊症、闪光幻觉(主要)、视眼改变、中心视力损害。根据视网膜脱离的类型和机制采取不同的治疗方法,以手术为主(图 10-14)。

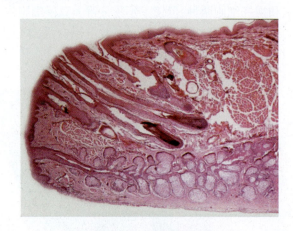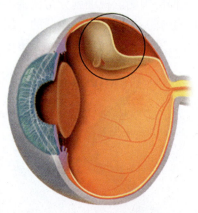

图 10-13   眼睑(低倍)　　　　　　图 10-14   视网膜剥脱模式图

第三节   耳(前庭蜗器)

一、重点和难点

重点:螺旋器、位觉斑的光镜结构。
难点:壶腹嵴、位觉斑的结构特点。

二、实验目的

1. 主要掌握螺旋器的结构特点。
2. 熟悉壶腹嵴、位觉斑的结构特点。

三、实验内容

(一) 内耳模型

内耳位于颞骨岩部内。耳蜗位于前内侧,三个半规管位于后外侧。耳蜗的尖顶朝向前

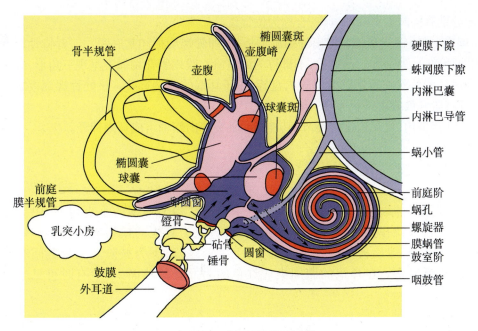

骨半规管　　椭圆囊斑　　壶腹嵴　　壶腹　　球囊斑　　椭圆囊　　球囊　　前庭　　膜半规管　　乳突小房　　镫骨　　砧骨　　圆窗　　锤骨　　鼓膜　　外耳道

硬膜下隙　　蛛网膜下隙　　内淋巴囊　　内淋巴导管　　蜗小管　　前庭阶　　蜗孔　　螺旋器　　膜蜗管　　鼓室阶　　咽鼓管

图 10-15　内耳(示意图)

外方,耳蜗的底面位于内方(图 10-15)。

内耳为一弯曲的管道,包括骨迷路和膜迷路。骨迷路是颞骨内的隧道管壁,由骨质构成,腔面覆以骨膜。膜迷路为悬系在骨迷路腔内的膜性囊管(模型上涂蓝色)。膜迷路内由淋巴液充满,称为内淋巴。膜迷路和骨迷路之间,也由淋巴液充满,称为外淋巴。内淋巴和外淋巴互不相通。

1. 骨迷路　可分三部分,半规管、前庭和耳蜗。

(1) 半规管:有三个,依其方位分上半规管、后半规管和外半规管。均由前庭伸出,成半环形再进入前庭。每个半规管在前庭处形成一个膨大,称壶腹。

(2) 前庭:其外侧部分形成鼓室的内侧壁。上有卵圆窗,生活时为镫骨底所封闭。其下有圆窗,生活时为薄膜所封闭。

(3) 耳蜗:形似蜗牛,以蜗轴为中心盘绕二圈半,中轴为骨质称为蜗轴,内侧为底,外侧尖端称为顶(图 10-16)。

2. 膜迷路　悬系在骨迷路内,在前庭内有椭圆囊(较大)和球囊(较小);在半规管中有三个膜性半规管和壶腹;在耳蜗内为膜蜗管。

(1) 膜性半规管和壶腹:壶腹内有壶腹嵴。

(2) 椭圆囊和球囊:两者有一小管相通连,球囊和膜蜗管之间也有小管相通

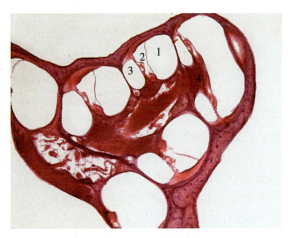

图 10-16　耳蜗(低倍)
1. 前庭阶;2. 膜蜗管;3. 鼓室阶;4. 蜗轴

连。囊内分别有椭圆囊斑和球囊斑,合称为位觉斑。

(3) 蜗管:骨蜗管从蜗轴上伸出的螺旋形板片,即骨螺旋板和基底膜。二者将骨蜗管隔为上、下两个部分,上部称为前庭阶,下部称为鼓室阶。膜蜗管在切面上呈现三角形,螺旋器位于其底边。膜蜗管在耳蜗的骨蜗管内盘旋,止于耳蜗的顶端盲管。该处骨螺旋板缺损形成蜗孔,前庭阶和鼓阶得以相通(图10-16)。

此外,在蜗轴内,可见螺旋神经节,其神经元轴突穿出蜗轴组成耳蜗神经。

(二) 内耳

取材:内耳(豚鼠)

染色:HE

1. 肉眼观察 标本呈不规则形,一侧有一锥形结构为耳蜗的垂直切面,中央染成红色的为蜗轴。蜗轴两侧各有三、四个圆形断面,此为耳蜗的横切面。每个耳蜗的切面都被染成红色的螺旋板分为上下两部分,上为前庭阶,下为鼓阶。二者之间有一三角形腔,此即膜蜗管。在耳蜗的四周染成红色的为颞骨的断面,其中有时可见半规管的断面。

2. 低倍镜观察

(1) 蜗轴:由松质骨组成。由蜗轴突入耳蜗管内侧形成骨螺旋板,近蜗轴处有成群的双极神经元,构成螺旋神经节。

(2) 骨蜗管:选择一结构完整的耳蜗断面观察。每个耳蜗有三个管腔,位于中部外侧呈三角形的是膜蜗管,其上方为前庭阶,下方为鼓阶。

3. 高倍镜观察 重点观察膜蜗管基底膜上的螺旋器。膜蜗管分为上壁、外侧壁和下壁(图10-17)。

(1) 上壁:即前庭膜,为骨螺旋板至耳蜗外侧壁之间的一斜行薄膜,由结缔组织和两侧的单层扁平上皮(不易分辨)组成。

(2) 外侧壁:即血管纹,由含血管的复层柱状上皮组成。

(3) 下壁:由骨螺旋板和基底膜组成。基底膜含胶原样细丝(听弦),其上方有由支持细胞和毛细胞组成的螺旋器(柯蒂氏器)。

内、外柱细胞:基部较宽,位于基底膜上,内含圆形的核,胞体中部细长,彼此分离,顶端相互嵌合,围成一个三角形的内隧道。柱细胞胞质染色深。

内指细胞:位于内柱细胞内侧,仅一行,核位于细胞中部。

内毛细胞:位于内指细胞上方,呈烧瓶状,顶部有静纤毛,仅一行。

外指细胞:位于外柱细胞的外侧,核居细胞中部,有3~4行。

外毛细胞:位于外指细胞上方,呈柱状,顶部有静纤毛,亦有3~4行。

盖膜:覆盖在螺旋器的上方(经制片,盖膜与毛细胞分离)的胶质膜。

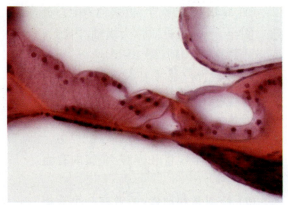

图10-17 螺旋器(高倍)

（三）壶腹嵴（示教）

取材：豚鼠的内耳

染色：HE

高倍镜观察：壶腹嵴是由壶腹的一侧黏膜增厚突向腔内而形成。黏膜上皮由支持细胞和毛细胞组成。支持细胞呈高柱状，位于基膜上，核卵圆形，居细胞基部。毛细胞呈烧瓶状，细胞基部位于支持细胞之间。细胞顶端的长纤毛伸入圆顶状壶腹帽内，壶腹帽为糖蛋白组成的胶状物。上皮下的固有膜由较厚的结缔组织组成（图 10-18）。

（四）位觉斑（椭圆囊斑和球囊斑）（示教）

取材：豚鼠的内耳

染色：HE

高倍镜观察：位觉斑是椭圆囊和球囊一侧的黏膜增厚隆起而形成。黏膜上皮由支持细胞和毛细胞组成，上皮形态似壶腹嵴。主要不同是位觉斑的黏膜隆起较低，游离面平坦。顶部有位砂膜，含很细小的紫红色碳酸钙结晶体，即位砂（图 10-19）。

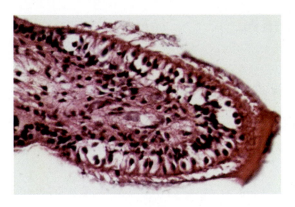　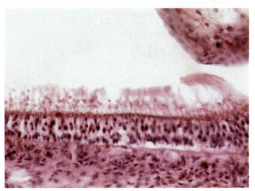

图 10-18　壶腹嵴（高倍）　　　　　　图 10-19　位觉斑（高倍）

四、思考练习

1. 简述螺旋器的结构。
2. 简述声波由外耳传入内耳产生听觉的途径。

五、知识链接

美尼尔综合征是以膜迷路积水为主要病变的一种内耳疾病。本病以突发性眩晕、耳鸣、耳聋或眼球震颤为主要临床表现，眩晕有明显的发作期和间歇期。病人多数为中年人，患者性别无明显差异，首次发作在 50 岁以前的病人约占 65%，大多数病人单耳患病。

（李双容）

第十一章 消化系统

第一节 消 化 管

一、重点和难点

重点：胃、小肠黏膜层的结构特点。

难点：味蕾、胃底腺、中央乳糜管、小肠腺的辨认。

二、实验目的

1. 掌握消化管的基本结构；掌握食管、胃底、小肠、结肠和阑尾的组织结构。

2. 了解牙的基本结构；舌的组织结构。

三、实验内容

(一) 舌

取材：舌的界沟处(狗)

染色：HE

1. 肉眼观察　标本一侧的边缘起伏不平是舌的背面，着蓝紫色的为黏膜上皮，深面着浅红色的为结缔组织，着红色的是舌肌。

2. 低倍镜观察　舌由黏膜和舌肌构成。

(1) 黏膜：由复层扁平上皮和固有层组成。复层扁平上皮的表层未完全角化，可见细胞核；固有层由结缔组织组成。黏膜表面有许多隆起即为舌乳头。①丝状乳头；呈圆锥形。顶尖底宽，若乳头被斜切，则不见顶部尖端突起。无味蕾。②轮廓乳头：体积较大，顶部平坦，两侧黏膜向下凹陷形成环沟。沟两侧的上皮内有味蕾分布，呈卵圆形，染色浅。轮廓乳头沟底附近有味腺，胞质呈紫红色，为浆液性腺(图 11-1)。③菌状乳头：呈蘑菇状。上端圆钝，下方较窄。侧壁也可见味蕾分布(图 11-2)。

(2) 舌肌：位于黏膜下方，厚，由于骨骼肌纤维呈纵行、横行和直行等不同方向排列，故有不同的断面。肌纤维之间有结缔组织和脂肪组织，还有小黏液腺，此为舌腺。

3. 高倍镜观察

(1) 上皮：复层扁平上皮。

(2) 味蕾(着重观察)：主要由两种细胞组成，但不易区分(图 11-3)。①味细胞：可分明细胞和暗细胞，其长轴均与上皮表面垂直排列。明细胞数量少，细胞呈梭形，较粗大，核为椭

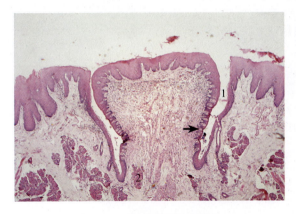

图 11-1 舌黏膜的轮廓乳头

1. 环沟;2. 浆液性腺;→味蕾

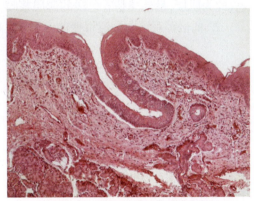

图 11-2 舌黏膜的菌状乳头

圆形,胞质和胞核都着色较浅。暗细胞为长梭形,胞质和胞核着色较深。②基细胞:位于基部,细胞呈锥形,顶部达不到游离面。

(二) 食管

取材:食管(狗)

染色:HE

1. **肉眼观察** 标本为食管的横切面,管腔呈不规则形,腔面染蓝紫色为黏膜上皮,深面浅红色的是黏膜固有层和黏膜下层;再外层为红色的肌层;外表面着色浅而薄的是外膜。

2. **低(高)倍镜观察分辨食管的四层** (图 11-4)。

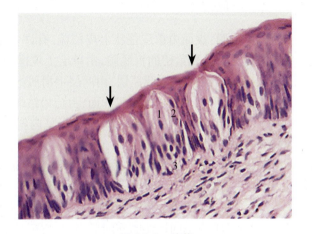

图 11-3 味蕾

1. 暗细胞;2. 明细胞;3. 基细胞;↓味孔

(1) 黏膜:上皮为复层扁平上皮,固有层为细密结缔组织,其中含小血管和食管腺导管的断面。黏膜肌层为纵行平滑肌束,故肌纤维为横切面。

(2) 黏膜下层:在黏膜肌深面,为疏松结缔组织,含小血管和食管腺等。食管腺主要是黏液腺和少量的混合腺。腺泡呈圆形或卵圆形,腺腔小,腺细胞呈锥体形,胞质着浅蓝色,核染色深。腺导管小,由单层立方或矮柱状细胞围成。

(3) 肌层:由两层肌组织构成,但排列不规则,内层为环行肌束,外层为纵行肌束。两层肌组织之间有结缔组织分隔,其中有肌间神经丛。

(4) 外膜:主要为纤维膜,由结缔组织构成。

(三) 胃

取材:胃底(人)

染色:HE

1. **肉眼观察** 标本为长条形,着蓝紫色的为黏膜,深面染色浅的是黏膜下层,其外呈红色,此为肌层,最外层是着色浅的薄层浆膜。

2. 低倍镜观察 分清胃壁的四层(图 11-5)。

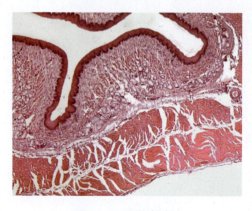

图 11-4 食管(低倍)　　　　　　　　　　　图 11-5 胃(低倍)

(1) 黏膜:表面由单层柱状上皮覆盖,有许多较浅的上皮凹陷即胃小凹。上皮下为固有层,内有大量排列紧密的胃底腺,由单层上皮围成。腺体之间的结缔组织少,而胃小凹之间较多。固有层下面是黏膜肌层,由两层平滑肌组成,呈内环、外纵排列。

(2) 黏膜下层:位于黏膜肌深面,由疏松结缔组织组成,内含血管等。

(3) 肌层:较厚,由 3 层平滑肌构成,呈内斜、中环、外纵行排列,在环行与纵行平滑肌之间有肌间神经丛。

(4) 浆膜:位于肌层外面。由疏松结缔组织和间皮构成(间皮在制片过程中,有的可能脱掉)。

3. 高倍镜观察 着重观察黏膜的结构。

(1) 上皮:为单层柱状上皮,胞核位于基部,顶部胞质充满黏原颗粒不易着色,呈现浅染区。请注意上皮不同切面的不同形态,并与杯状细胞进行区分。

(2) 胃底腺(又称泌酸腺):固有层内有许多不同断面的胃底腺,呈圆形、卵圆形、长条形等,腺腔狭小。选择开口于胃小凹的胃底腺的纵切面观察(图 11-6)。①主细胞(胃酶细胞):数量较多,分布胃底腺的体部和底部。细胞呈矮柱状,核圆,位于细胞的基部。胞质呈嗜碱性,顶部胞质呈现空泡状结构,由于酶原颗粒被溶解所致。②壁细胞(泌酸细胞):较主细胞少,分布于胃底腺的颈部和体部。胞体较大,呈圆形或三角形,核圆,位于细胞的中央,少数有双核,胞质呈嗜酸性,着深红色。③颈黏液细胞:数量少,分布于胃底腺的颈部,细胞夹杂在其他细胞之间,呈烧瓶状,核扁平,位于基底部,顶部胞质充满黏原颗粒,HE染色浅淡。可不必分辨。

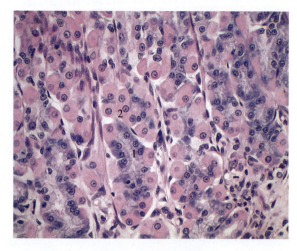

图 11-6 胃底腺(高倍)

1. 主细胞;2. 壁细胞

（四）胃贲门与食管交界处

取材：胃贲门与食管交界部（狗）

染色：HE

1. 肉眼观察 标本为长条形，一侧着蓝紫色为黏膜上皮，其中一端蓝紫色较厚的是食管黏膜上皮，其余的为胃贲门的黏膜上皮。另一面染成红色的为肌层，两者之间着色较浅的是黏膜下层。

2. 低倍镜观察 分辨四层的界限，着重观察黏膜。

（1）黏膜上皮：食管与胃贲门黏膜上皮是什么类型？交界处的上皮变化是逐渐过渡还是突然改变？

（2）固有层：胃贲门与食管固有层的结缔组织内含贲门腺。

（五）十二指肠

取材：十二指肠（猫）

染色：HE

1. 肉眼观察 标本为十二指肠的横切面，腔面有许多细小的突起为绒毛，根据着色的不同，可分辨管壁的四层。

2. 低倍镜观察 分辨十二指肠壁的四层（图11-7）。

（1）黏膜：黏膜表面有许多伸向肠腔的突起，即小肠绒毛。绒毛的纵切面呈叶状，横切面为卵圆形，由上皮和固有层组成。固有层有不同断面的小肠腺。黏膜肌由内环、外纵两层平滑肌组成。

（2）黏膜下层：由疏松结缔组织组成，含小血管、淋巴管及十二指肠腺（属黏液腺）。

（3）肌层：由内环、外纵两层平滑肌组成。两层之间有少量结缔组织及肌间神经丛。

（4）浆膜：由结缔组织和间皮构成。

3. 高倍镜观察 着重观察小肠绒毛、小肠腺和十二指肠腺的结构。

（1）小肠绒毛：十二指肠绒毛是上皮与固有层一起突向管腔形成的，呈叶状，高而密集。

① 上皮：主要有两种细胞。其一，为单层柱状细胞（吸收细胞），游离面有细纹状着亮红色的一层，此为纹状缘；其二，为柱状细胞间夹杂分布的杯状细胞，核位于细胞基部，顶端胞质含有丰富的黏原颗粒被溶解，呈空泡状（图11-8）。

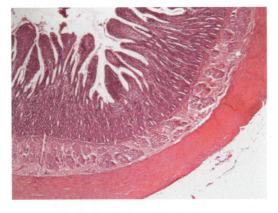

图 11-7 十二指肠（低倍）

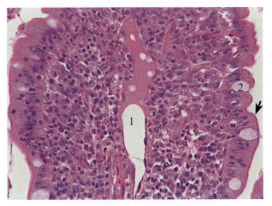

图 11-8 小肠绒毛（高倍）

1.中央乳糜管；2.杯状细胞；↓ 纹状缘

② 绒毛中轴:为结缔组织,内有纵行的中央乳糜管(毛细淋巴管)和毛细血管。中央乳糜管由内皮构成,管腔较毛细血管大(不易被切到),与毛细血管分别沿绒毛纵轴排列,中轴还含有分散的平滑肌纤维及淋巴细胞等。

(2) 小肠腺:为单管腺,由相邻绒毛基部之间的上皮下陷到固有层而形成。选择一典型的小肠腺纵切面进行观察。小肠腺开口于相邻绒毛之间。构成小肠腺的主要细胞有:①柱状细胞(吸收细胞):形态与绒毛的柱状细胞相同,位于小肠腺的上半部;②杯状细胞:形态与绒毛的杯状细胞相同,位于小肠腺上半部;③潘氏细胞:猫无潘氏细胞,看示教;④嗜银细胞(内分泌细胞):需特殊染色显示,看示教;⑤干细胞:需特殊染色显示,不必寻找。

(3) 十二指肠腺:位于黏膜下层,为复管泡状腺。腺细胞呈矮柱状,核圆或扁圆形靠近细胞基部,胞质着色深,为黏液性腺细胞。腺导管由单层柱状上皮组成,管腔较大,穿过黏膜肌,开口于肠腺底部。

(六) 空肠

取材:空肠(猫)

染色:HE

1. **肉眼观察**　标本为空肠横切面,腔面有许多细小的绒毛,可分辨管壁的四层。

2. **低倍镜观察**　分辨管壁四层,重点观察黏膜和黏膜下层,注意与十二指肠及回肠相区别(图 11-9)。

(1) 小肠绒毛:为指状。绒毛上皮中杯状细胞数量较十二指肠多,但比回肠少。

(2) 淋巴小结:小肠固有层内含孤立淋巴小结,但以小肠远侧部分为多。

(3) 黏膜下层:无腺体。

(七) 回肠

取材:回肠(猫)

染色:HE

1. **肉眼观察**　标本为回肠横切面,腔面有许多细小的绒毛,可分辨管壁的四层,黏膜层内有一团蓝紫色的集合淋巴小结(图 11-10)。

2. **低倍镜观察**　分辨管壁四层,重点观察黏膜与黏膜下层,注意与十二指肠及空肠相区别。

(1) 小肠绒毛:细而短。绒毛上皮中杯状细胞多。

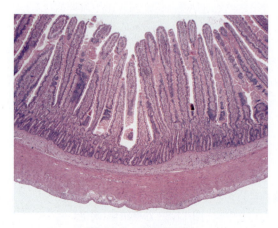

图 11-9　空肠(低倍)

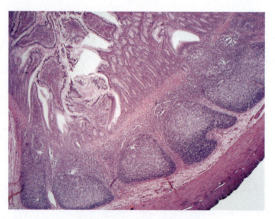

图 11-10　回肠(低倍)

(2) 淋巴组织:固有层有数个淋巴小结集合在一起而形成的集合淋巴小结,并可侵入黏膜下层。

(3) 黏膜下层:无腺体。

(八) 阑尾

取材:阑尾(人)

染色:HE

1. **肉眼观察** 标本为阑尾横切面,管腔小,可见许多蓝紫色团块围绕管腔,周围色浅的为黏膜下层,其外粉红色结构为肌层。

2. **低倍镜观察** 分辨管壁四层,注意其特点:无绒毛;大肠腺短而小,杯状细胞较少;固有层内淋巴组织丰富,大量淋巴小结和弥散淋巴组织可侵入黏膜下层,致使黏膜肌层很不完整。肌层薄,外膜为浆膜(图 11-11)。

(九) 结肠取材:结肠(猫)

染色:HE

1. **肉眼观察** 标本为结肠横切面,腔面较为规整,可分辨管壁的四层。固有层或黏膜下层内有蓝紫色的团块为淋巴小结。

2. **低倍镜观察** 分辨管壁四层,重点观察黏膜与黏膜下层,注意与十二指肠及空肠相区别(图 11-12)。

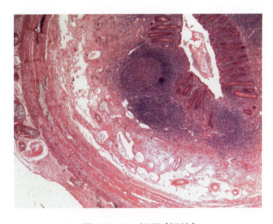

图 11-11　阑尾(低倍)

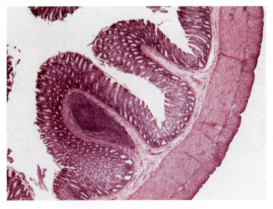

图 11-12　结肠(低倍)

(1) 黏膜:平坦,无小肠绒毛,由上皮、固有层和黏膜肌组成。固有层有密集的大肠腺。有的可见淋巴小结。

(2) 黏膜下层:由疏松结缔组织组成,含大量淋巴小结。

(3) 肌层:由内环、外纵两层平滑肌组成。外纵行肌局部增厚形成结肠带。

(4) 外膜:可见较多的脂肪组织。

3. **高倍镜观察** 重点观察结肠黏膜层的结构。黏膜上皮为单层柱状上皮,杯状细胞极多。固有层的大肠腺中,杯状细胞极多,无潘氏细胞。黏膜肌由内环、外纵两层组成。

(十) 嗜银细胞(示教)

取材:小肠(豚鼠)

染色: Masso's 法

高倍镜观察：细胞呈锥形或烧瓶形，胞质中含许多棕黑色的嗜银颗粒，多位于细胞的基部，核圆着色浅，有时被颗粒遮盖。

（十一）潘氏细胞（示教）

取材：小肠（大白鼠）

染色：天青—伊红

高倍镜观察：潘氏细胞位于小肠腺的底部，三五成群。细胞呈锥体形，细胞顶部含许多粗大的嗜酸性颗粒，染成红色，核圆或卵圆形，位于细胞基部（图 11-13）。

四、思考与练习

1. 简述胃黏液 -HCO_3^- 屏障的形成和功能。
2. 胃底腺和小肠腺各有哪几种细胞构成？
3. 简述小肠绒毛的结构。
4. 试述小肠吸收功能有关的微细结构。

五、知识拓展

慢性萎缩性胃炎（图 11-14），胃黏膜萎缩变薄，腺体较正常减少，有的腺腔扩张。胃腺中腺细胞明显减少或消失，为黏液细胞取代。黏膜上皮中有较多杯状细胞（肠上皮化生），固有层内有淋巴细胞、浆细胞等。

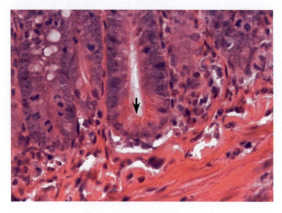

图 11-13　小肠腺
↓潘氏细胞

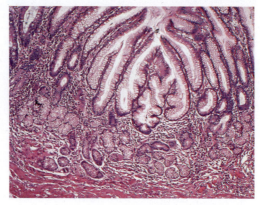

图 11-14　慢性萎缩性胃炎(低倍)

第二节　消　化　腺

一、重点和难点

重点：肝小叶、门管区、胰腺外分泌部的辨认。

难点：肝巨噬细胞、小叶间胆管、胰岛、闰管、纹状管的辨认。

二、实验目的

1. 熟悉腮腺和颌下腺的结构特点。
2. 掌握浆液腺、黏液腺和混合腺腺泡的结构特点。
3. 掌握肝脏和胰腺的组织结构。

三、实验内容

(一) 腮腺

取材:腮腺(人)

染色:HE

1. 肉眼观察 标本为腮腺的一部分,腮腺一侧的表面有薄层红染的被膜,腺体被分为许多红色的小区,此为腮腺小叶。

2. 低倍镜观察

(1) 小叶由被膜伸入的结缔组织分隔而成,其内有许多浆液性腺泡和导管。

(2) 小叶间的结缔组织中有较大的导管和小血管。小叶间导管由单层或假复层柱状上皮组成。

3. 高倍镜观察 重点观察腮腺小叶的结构(图 11-15)。

(1) 浆液性腺泡:呈圆形或椭圆形,由锥形浆液性腺细胞围成,腺腔小。细胞顶部胞质常含嗜酸性的红色颗粒,细胞基部嗜碱性较强。核圆,着色较深,位于细胞基部。

(2) 闰管:与腺泡相连,管腔细小,管壁由单层扁平或立方上皮组成。

(3) 分泌管(纹状管):管径粗,管壁为单层柱状上皮,注意核位于细胞上部,胞质嗜酸性强,着鲜红色。

(二) 下颌下腺

取材:下颌下腺(人)

染色:HE

1. 肉眼观察 标本为下颌下腺的一部分,腺的一侧表面有薄层红色的被膜,蓝紫色的小块为下颌下腺小叶。

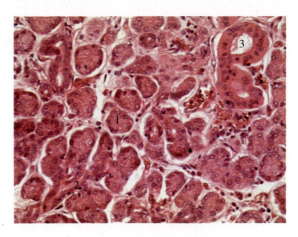

图 11-15 腮腺(高倍)
1. 腺泡;2. 闰管;3. 纹状管

2. 低倍镜观察

(1) 小叶:有不同切面的腺泡,着色深浅不一,是混合性腺;腺泡间有较多的分泌管及较少的闰管。

(2) 小叶间的结缔组织中,有小叶间导管和血管。

3. 高倍镜观察 着重观察腺泡的结构。浆液性腺泡较多,黏液性和混合性腺泡较少。

(1) 浆液性腺泡:腺细胞着色深,呈紫红色,核圆,位于细胞基部。

(2) 黏液性腺泡:腺细胞着色浅,呈浅蓝色、核扁圆形,位于细胞基部。

（3）混合性腺泡：由浆液性腺细胞和黏液性腺细胞共同组成。黏液性细胞在内，而浆液性细胞呈半月状排列在外侧，此结构称为浆半月（图11-16）。

（三）胰腺

取材：胰腺（豚鼠）

染色：HE

1. 肉眼观察   标本为胰腺的一部分，形态不规则、大小不等的区域为胰腺小叶。

2. 低倍镜观察   由于小叶间结缔组织少，小叶界限不明显。

（1）外分泌部：有许多紫红色的腺泡及导管的各种断面，小叶间的结缔组织中，有小叶间导管（图11-17）。

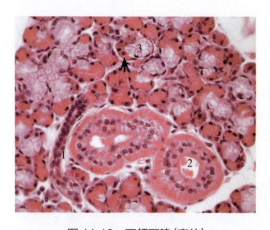
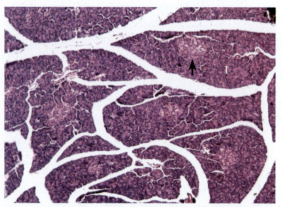

图 11-16   下颌下腺（高倍）
1.闰管；2.纹状管；3.混合性腺泡；↑浆半月

图 11-17   胰腺（低倍）
1. 外分泌部；↑胰岛

（2）内分泌部：为散在分布于外分泌部之间的细胞团，大小不等，着色较浅，称为胰岛。

3. 高倍镜观察   重点观察小叶的结构（图11-18）。

（1）外分泌部：①腺泡：为浆液性腺泡。腺细胞呈锥形，顶部胞质为嗜酸性。基部胞质嗜碱性强，核圆，位于细胞基部。腺腔中央常见较小的泡心细胞，扁平或立方形，核扁圆或圆形，胞质着色浅。②闰管：管径小，由单层扁平上皮构成。有时可见闰管与泡心细胞相连续。由于闰管长，故闰管的断面较多。③小叶间导管：由单层立方上皮或矮柱状上皮构成。

（2）内分泌部：即胰岛（图11-19），周围有少量结缔组织，与腺泡相分隔。腺细胞呈不规则排列，相互连接成索或团，细胞间毛细血管丰富。腺细胞的类型不易区分，观察示教。

（四）胰岛（示教）

取材：豚鼠的胰腺。

染色：偶氮胭脂红—丽春红橘黄 G—亮绿法（马氏染色）。

高倍镜观察：

1. A 细胞   较大，胞质染成黄色，细胞多分布于胰岛的外周，约占20%。

2. B 细胞   较小，胞质染成红色，数量多约占70%，多分布于胰岛的中央。

3. D 细胞   较小，胞质染成绿色，数量少，约占5%，散在于 A、B 细胞之间。

（五）肝脏

取材：肝（猪）

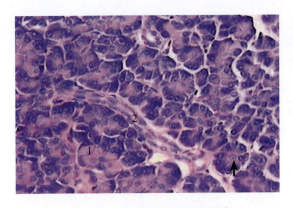

图 11-18　胰腺外分泌部（高倍）
1.腺泡；2.闰管；↑泡心细胞

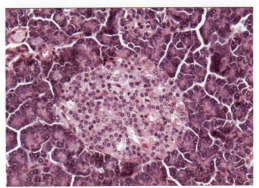

图 11-19　胰腺内分泌部（胰岛）

染色：HE

1. **肉眼观察**　标本为猪肝的一部分,肝脏被分成许多小区即为肝小叶。

2. **低倍镜观察**

(1) 被膜:在肝脏的一侧有薄层被膜,由致密结缔组织构成。

(2) 肝小叶:呈多边形或不规则形,由于肝小叶结缔组织较多,故肝小叶界限清楚。在横切的肝小叶中部有一条中央静脉的横切面。以中央静脉为中心,肝细胞呈索状向四周放射状排列,称为肝索。肝索之间的腔隙为肝血窦(图 11-20)。

(3) 肝门管区:在相邻的几个肝小叶间,结缔组织较多,其中有小叶间动脉、小叶间静脉和小叶间胆管的断面。

(4) 小叶下静脉:位于两小叶之间,是一条单独走行的静脉,管径大,管壁完整。

3. **高倍镜观察**　进一步观察肝小叶和门管区的结构。选择肝小叶的横切面观察。

(1) 肝小叶:①中央静脉:管壁薄,由内皮和少量结缔组织构成;由于肝血窦开口于中央静脉,故管壁不完整。②肝索:由单行肝细胞排列而成,肝索互相连接成网。肝细胞体积较大,呈多边形,有 1~2 个核,核仁明显,胞质染成红色(图 11-21)。③肝血窦:为肝索之间的空隙。

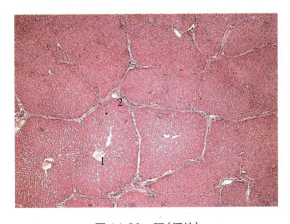

图 11-20　肝(低倍)
1.中央静脉；2.门管区

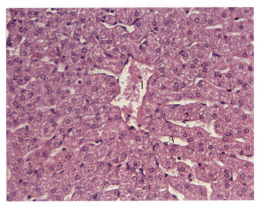

图 11-21　肝小叶
1.中央静脉；2.肝索；3.肝血窦

窦壁由内皮细胞组成。内皮细胞核扁圆,染色较深,胞质少,不易辨认。窦内有库普弗细胞(肝巨噬细胞体积较大,形状不规则,常以突起与窦壁相连,核染色较浅,胞质丰富)和大颗粒淋巴细胞。肝细胞与血窦间有 0.4nm 的窦周隙,内有储脂细胞(光镜下不需辨别)(图 11-22)。

　(2) 肝门管区:结缔组织中有三种伴行的管道,但每种管道断面往往不止一个(图 11-23)。①小叶间动脉:腔小而圆,管壁厚,中膜有环形平滑肌;②小叶间静脉:腔大壁薄,形状不规则;③小叶间胆管:由单层立方上皮构成。细胞胞质清亮,核圆,着色较深。

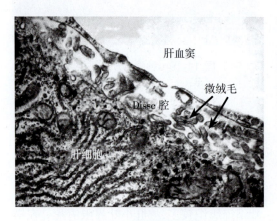

图 11-22　窦周隙(电镜图)

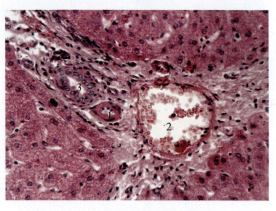

图 11-23　肝门管区(高倍)
1. 小叶间动脉;2. 小叶间静脉;3. 小叶间胆管

　(六) 肝糖原(示教)

　　取材:肝脏(兔)

　　染色:过碘酸 - 希夫反应(简称 PAS 反应,是一种组织化学方法。PAS 反应阳性为紫红色沉淀物,表示该部位有多糖。)

　　低倍镜观察:紫红色的颗粒为肝糖原,位于肝细胞胞质中,核的反应为阴性。肝糖原在肝小叶内的分布不一致,中央静脉周围肝细胞的糖原含量较少,颜色较浅;肝小叶周边肝细胞的糖原含量较多,染色较深。

　(七) 肝的血管注射(示教)

　　取材:肝脏(兔)

　　染色:先冲洗肝门静脉内的血液,再注射墨汁至肝脏,制成切片,用苏木精复染。

　　低倍镜观察:肝的小叶间静脉、肝血窦、中央静脉及小叶下静脉充满墨汁,呈黑色,肝小叶界限容易分辨,以中央静脉为中心,肝血窦和肝索呈放射状排列。

　(八) 胆小管(示教)

　　取材:肝脏(狗)

　　染色:镀银染色

　　高倍镜观察:胆小管染成棕黑色,呈线条状,相互连接成网。胆小管位于肝细胞之间(图 11-24)。

　(九) 胆囊

　　取材:胆囊(猫)

　　染色:HE

1. 肉眼观察 标本的一侧起伏不平,染成紫色的为胆囊腔面,着粉红色的是囊壁的其余部分。

2. 低倍、高倍镜观察 胆囊壁分为三层。

(1) 黏膜:有许多高而分支的皱襞,皱襞间的上皮下陷至固有层,甚至肌层,称为黏膜窦,在切面上可呈封闭的腔,勿误为腺体,固有层内无腺体。

(2) 肌层:较薄,由排列不规则的平滑肌纤维组成。

(3) 浆膜:大部分是浆膜(靠近肝脏处为纤维膜),由结缔组织和间皮组成。

四、思考与练习

1. 腮腺、下颌下腺和舌下腺腺泡、腺管的光镜结构各有哪些异同?

2. 胰腺外分泌部的腺泡、导管与胰岛的光镜结构有何主要特点?

3. 何谓肝小叶?主要光镜结构如何?肝门管区如何区别其三大结构?

4. 作业:绘制高倍镜下肝小叶组织结构图。

五、知识拓展

门脉性肝硬化时,正常肝小叶结构完全破坏,代之以大小、形态不一的肝细胞团,即假小叶,假小叶内肝索与肝血窦失去正常放射状排列的形态,中央静脉缺如或偏位或有多个。假小叶间由结缔组织和毛细血管组成宽窄不一的纤维间隔(图 11-25)。

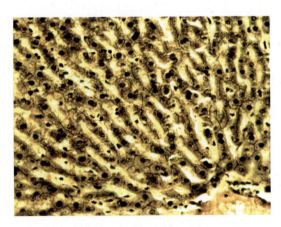

图 11-24 胆小管(高倍)

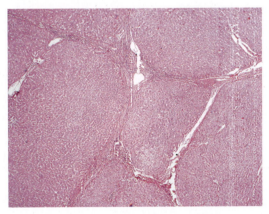

图 11-25 门脉性肝硬化(低倍)

(董丽萍)

第十二章
呼 吸 系 统

一、重点和难点

重点：细支气管、终末细支气管、呼吸性细支气管与肺泡管的辨认。

难点：细支气管与终末细支气管的区别。

二、实验目的

1. 掌握：气管与肺的组织结构。

2. 了解：肺泡隔及气血屏障结构

三、实验内容

（一）气管

取材：气管（狗）

染色：HE

1. 肉眼观察　标本为气管的横切面,管壁中呈 C 形染成蓝色的是透明软骨环,缺口处为气管壁的背侧。

2. 低倍镜观察　从腔面向外分辨管壁的三层结构（图 12-1）。

（1）黏膜：由上皮和固有层组成。①上皮：为假复层纤毛柱状上皮,夹有杯状细胞。基膜明显。②固有层：由疏松结缔组织构成,弹性纤维较多,呈亮红色,内含弥散的淋巴组织,此外还有腺体导管、血管断面。

（2）黏膜下层：为疏松结缔组织,含混合性腺,与固有层无明显界限,也含血管、淋巴管和神经。

（3）外膜：由透明软骨环和疏松结缔组织构成。软骨环缺口处有致密结缔组织和平滑肌纤维,黏膜下层的腺体可伸至此处。

3. 高倍镜观察　着重观察黏膜上皮和腺体。

（1）黏膜上皮：假复层纤毛柱状上皮,纤毛清晰可辨,杯状细胞呈空泡状。

（2）混合性腺泡：由浆液性腺细胞和黏液性腺细胞组成,可见浆半月（图 12-2）。

（二）肺

取材：肺（狗）

染色：HE

1. 肉眼观察　标本为一小块组织,呈海绵样,是肺呼吸部。还有大小不等的管腔断面,是肺内支气管各级分支和肺动、静脉的断面。

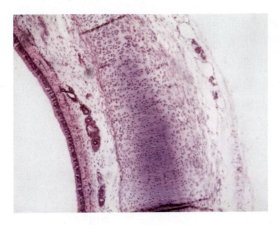

图 12-1　气管(低倍)

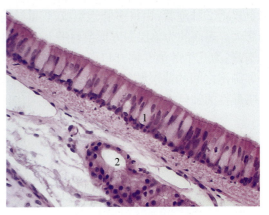

图 12-2　气管黏膜
1. 杯状细胞；2. 混合性腺

2. 低倍镜观察　分辨导气部和呼吸部,注意支气管各级分支与血管的区别。

(1) 导气部:包括小支气管、细支气管和终末细支气管。①小支气管:管径粗,管壁厚,三层分界不明显。黏膜上皮为假复层纤毛柱状上皮,有杯状细胞,固有层薄,其外有少量分散排列的环行平滑肌束。黏膜下层:为疏松结缔组织,含混合性腺。外膜:由散在分布的透明软骨片和结缔组织构成,内含小血管(支气管动、静脉的分支)。在小支气管的一侧,有伴行的肺动脉分支断面,其管壁薄,管腔大。②细支气管:管径较小,管壁较薄。上皮为假复层或单层纤毛柱状上皮,杯状细胞减少或消失,环行平滑肌更多,腺体和软骨片也很少或消失(图12-3)。③终末细支气管:管径细,黏膜形成明显皱襞,表面为单层柱状上皮,杯状细胞、腺体和软骨均消失,平滑肌形成完整的环行层(图 12-4)。

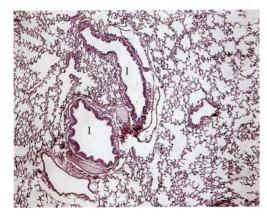

图 12-3　肺导气部
1. 细支气管

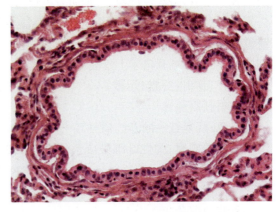

图 12-4　肺导气部(终末细支气管)

(2) 呼吸部:包括呼吸性细支气管、肺泡管、肺泡囊和肺泡。呼吸性细支气管和肺泡管的管壁不完整,直接与肺泡通连(图 12-5)。

3. 高倍镜观察　重点观察呼吸部。①呼吸性细支气管:上皮为单层立方状。上皮下仅有少量的结缔组织和平滑肌。管壁上有肺泡的开口,开口处单层立方上皮移行为单层扁平上皮。②肺泡管：由许多肺泡组成，管壁结构很少，位于肺泡之间突向管腔的部位，呈结节状膨大。表面的为单层立方形或扁平上皮，其下为薄层结缔组织和少量平滑肌（图 12-6）。③肺泡囊：为几个肺泡共同开口而形成的囊腔。④肺泡：呈多边形或不规则形，肺泡壁很薄。相邻肺泡之间的薄层结缔组织为肺泡隔，内有丰富的毛细血管。肺泡隔和肺泡腔内常有胞质嗜酸性的肺巨噬细胞，吞噬灰尘后则称尘细胞，其胞质内含较多的黑色颗粒。

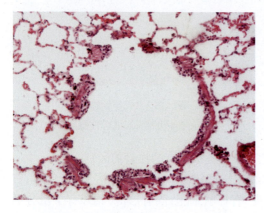

图 12-5　肺呼吸部（呼吸性细支气管）　　　　　　　图 12-6　肺呼吸部（肺泡管）

（三）嗅黏膜（示教）

取材：嗅部（狗）

染色：HE

高倍镜观察：嗅黏膜由上皮和固有层组成。

（1）上皮：为特化的假复层柱状上皮，由嗅细胞、柱状的支持细胞和锥形的基细胞组成。嗅细胞呈梭形，为双极神经元，胞质着色较深，核圆位于上皮中部，着色较深。基膜明显。

（2）固有层：为薄层结缔组织，其内血管丰富，并有许多浆液性嗅腺。腺上皮细胞呈柱状或锥体状，胞质嗜酸性，顶体可见棕黄色的色素颗粒，导管为扁平上皮构成的管道，一端与腺细胞相连，另一端开口于上皮表面。

（四）肺弹性纤维（示教）

取材：肺（兔）

染色：醛复红—丽春红橘黄 G—亮绿法

高倍镜观察：弹性纤维染成紫色，肺泡隔内含丰富的弹性纤维。胶原纤维着绿色，平滑肌纤维和红细胞染成黄色。

（五）肺血管注射（示教）

取材：肺（兔）

染色：先冲洗肺血管内的血液，再注入墨汁、制成切片，用苏木精复染。

低倍镜观察：肺内血管充满墨汁，染成黑色。各种细胞核染成蓝色。

四、思考与练习

1. 何谓肺小叶？其组成包括哪些结构？
2. 简述肺导气部的组成及结构变化规律。

3. 终末细支气管、细支气管、呼吸性细支气管的主要区别是什么?

五、知识拓展

小叶性肺炎病变多围绕细支气管呈灶状分布,支气管壁充血水肿,有大量中性粒细胞和少量单核细胞浸润,上皮细胞部分坏死脱落,腔内充有炎性渗出物,支气管周围之肺泡腔内有中性粒细胞、单核细胞及纤维蛋白渗出。其余部位之肺泡壁则毛细血管可见扩张充血(图 12-7)。

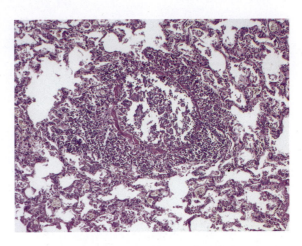

图 12-7　小叶性肺炎(低倍)

(董丽萍)

第十三章
泌尿系统

一、重点和难点

重点: 肾单位的结构。
难点: 球旁复合体。

二、实验目的

1. 掌握肾的组织结构。
2. 了解输尿管、膀胱和尿道的组织结构。

三、实验内容

(一) 肾

取材: 肾(猫)
染色: HE

1. 肉眼观察　标本呈扇形,表面染色较深的部分为皮质,深部染色较浅的部分为髓质。
2. 低倍镜观察　从外向内依次为:被膜、皮质和髓质(图 13-1)。
(1) 被膜:位于肾的表面,由致密结缔组织构成。
(2) 皮质:位于被膜的深面,主要由密布的肾小管断面与散在分布的肾小体构成。①皮质迷路:由肾小球和肾小管曲部(近曲小管和远曲小管)构成,此处肾小管的断面呈圆形、弧形等。②髓放线:位于皮质迷路之间,由一些平行排列的直管(肾小管直部和集合管)构成。
(3) 髓质:主要由大小不等的泌尿小管断面(近直小管、细段、远直小管和集合管)组成,其中有血管断面。在皮质和髓质的交界处有较大的血管,此即为弓形动、静脉。

3. 高倍镜观察
(1) 皮质:①肾小体(肾小球):由血管

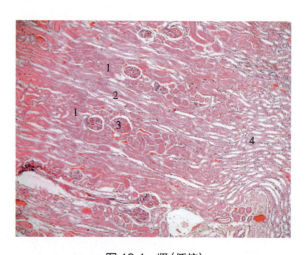

图 13-1　肾(低倍)

1.皮质迷路;2.髓放线;3.肾小体;4.髓质

球和肾小囊组成。血管球由毛细血管构成。肾小囊分两层:脏层(内层)细胞紧贴毛细血管外面。内皮、脏层细胞及系膜细胞不易分辨;壁层(外层)为单层扁平上皮,脏、壁两层细胞之间是肾小囊腔(图13-2)。②近端小管曲部(近曲小管):断面数目较多,管径较粗,管壁较厚,管腔小而不规则。上皮细胞呈立方形或锥体形,界限不清,胞质嗜酸性强,着色深,细胞游离面有刷状缘,核圆,位于细胞基部,核间距离较大。③远端小管曲部(远曲小管):断面较近曲小管少,管径较小,管壁薄,管腔较大而规则,上皮细胞呈立方形,界限较清楚,胞质嗜酸性弱,着色浅,细胞游离面无刷状缘,核位于细胞中央,核间距离较小。④致密斑:为远端小管靠近肾小体血管极一侧的上皮细胞增高、变窄形成的椭圆形斑块状结构。此处上皮细胞呈柱状,胞质着色较浅,核椭圆形,排列紧密,位于细胞顶部(图13-2)。

(2) 髓质:①细段:管径细,管壁由单层扁平上皮构成,核呈卵圆形且突向管腔,胞质着色浅,界限不清。注意与毛细血管相区别。②集合管:上皮细胞为立方形或柱状,细胞界限清楚,胞质清亮,核卵圆,居中,着色较深(图13-3)。

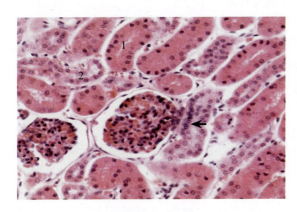

图 13-2　肾皮质
1. 近曲小管;2. 远曲小管;←致密斑

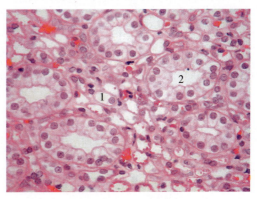

图 13-3　肾髓质
1. 细段;2. 集合管

(二) 球旁细胞(示教)

取材:肾(猫)

染色: Bowie 法(甲基紫 - 毕布利希猩红法)

高倍镜观察:入球微动脉进入肾小球血管极处,血管壁中膜平滑肌细胞变成上皮样细胞,称球旁细胞。细胞呈立方形,核大而圆,胞质较多,内含大量紫色的分泌颗粒。肾小管染成红色。

(三) 肾血管注射(示教)

取材:肾(狗)

染色:先将肾内血液冲洗干净,再注入墨汁,制成切片,用苏木精复染。

低倍镜观察:肾内血管充满黑色的墨汁,结合血管的部位和形态,可了解肾的血管分布。着重观察血管球与入球微动脉及出球微动脉相连。细胞核染成蓝色。

(四) 输尿管

取材:输尿管(狗)

染色:HE

1. 肉眼观察　标本呈圆形,为横切面,壁厚腔小呈星形。
2. 低倍镜观察　管壁从内向外依次为黏膜、肌层和外膜。
(1) 黏膜:由变移上皮和结缔组织形成的固有层构成。黏膜突向管腔形成许多皱襞。
(2) 肌层:由内纵、外环两层平滑肌组成。
(3) 外膜:为疏松结缔组织。

(五) 膀胱

取材:膀胱(猴)

染色:HE

1. 肉眼观察　标本的一侧表面染成蓝紫色的为黏膜上皮。
2. 低倍镜观察　管壁从内向外依次为黏膜、肌层和外膜(图 13-4)。
(1) 黏膜:由变移上皮和结缔组织形成的固有层构成。黏膜突向管腔形成皱襞。
(2) 肌层:很厚,由平滑肌组成,肌纤维大致呈内纵、中环、外纵行排列。
(3) 外膜:为纤维膜(膀胱顶部是浆膜)。其内含有神经纤维束。

四、思考与练习

1. 肾单位包括哪些主要结构? 光镜下如何辨别?
2. 肾球旁复合体包括哪些内容? 光镜下如何辨别?

五、知识拓展

慢性肾小球肾炎时,肾脏结构发生如下变化:①肾小球:部分肾小球不同程度纤维化,最终变为红染、均质、无结构的玻璃样小体,称玻璃球。相应的肾小管萎缩以致消失,萎缩区域由纤维结缔组织增生取代,入球小动脉玻璃样变,管壁增厚,管腔狭窄甚至闭塞;另一部分肾小球代偿性肥大,相应肾小管不同程度扩张,其中可见较多红染、均质的蛋白管型;②肾间质纤维结缔组织增生及慢性炎症细胞浸润;③间质小血管壁增厚、玻璃样变纤维化呈洋葱皮样、管腔变窄(图 13-5)。

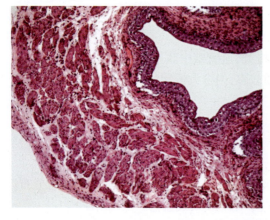

图 13-4　膀胱(低倍)

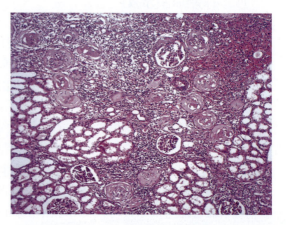

图 13-5　慢性肾小球肾炎

(李　杰)

第十四章
生 殖 系 统

第一节　男性生殖系统

一、重点和难点

重点：生精小管、输出小管与附睾管的组织结构。

难点：支持细胞、间质细胞的辨认，输出小管与附睾管的区别。

二、实验目的

1. 掌握睾丸、附睾的组织结构。

2. 了解前列腺、输精管的组织结构。

三、实验内容

（一）睾丸

取材：睾丸（豚鼠）

染色：HE

1. 肉眼观察　标本中椭圆形的为睾丸，在部分切片中，睾丸上方有一三角形或长条形的是附睾。

2. 低倍镜观察　睾丸表层的鞘膜脏层已不可见。外表面红染的致密结缔组织为白膜，较厚。睾丸实质中可见许多生精小管断面。生精小管管壁主要由生精上皮构成，上皮外侧是一层粉红色的界膜。构成生精小管管壁的细胞界限不清，但可见数层大小不等圆形或椭圆形的细胞核。生精小管之间的疏松结缔组织是睾丸间质，其中可见较多血管断面与睾丸间质细胞，单个或成群分布，体积较大，胞质红染，核圆形或卵圆形。

3. 高倍镜观察　选取管腔较圆的生精小管进行观察，管腔外侧的界膜内有肌样上皮细胞，细胞核扁平状。重点观察生精上皮和睾丸间质细胞的形态结构（图 14-1）。

（1）生精上皮：生精上皮由生精细胞和支持细胞共同组成。生精细胞严格按照分化发育阶段排列，由内向外依次为精原细胞、初级精母细胞、次级精母细胞、精子细胞和精子。①精原细胞：紧贴于基膜上，细胞界限不清，细胞核呈圆形或卵圆形，体积较小，着色深。②初级精母细胞：位于精原细胞近腔侧，多层，细胞界限不清；体积最大，核大而圆，核内粗大的染色体交织呈丝球状。③次级精母细胞：位于初级精母细胞腔侧，细胞界限不清；细胞核较初级精母细胞核小，呈圆形，染色较深。由于其存在时间较短，在切片中常不易见到。④精子细胞：

靠近管腔,多层,细胞界限不清;细胞核小而圆,着色浅,核仁明显。⑤精子:可见变态中的各期精子。切片中可分出头部和尾部。深蓝色的头部附于支持细胞的顶端,粉红色的细线状尾部游离于腔内。⑥支持细胞:位于生精细胞之间,细胞界限不清,核呈三角形或不规则形,染色浅,核仁明显。

（2）睾丸间质:间质细胞多三五成群分布,细胞界限不清;胞质嗜酸性,可见小脂滴,胞核圆形,着色浅,核仁明显。

（二）附睾

取材:附睾（豚鼠）

染色:HE

1. 肉眼观察　在睾丸的一侧有一长条形的组织为附睾。

2. 低倍镜观察　表面覆盖有被膜,由结缔组织构成。其内有两种管道,输出小管构成附睾的头,管壁较薄,管腔起伏不平;附睾管构成附睾的体和尾,其管壁较厚,管腔平整。

3. 高倍镜观察

（1）输出小管:上皮由矮柱状细胞和高柱状纤毛细胞相间排列而成,故管腔不规则。基膜外有少量环形排列的平滑肌（图 14-2）。

（2）附睾管:上皮为假复层柱状上皮,由基细胞和高柱状细胞,高柱状细胞表面有细长微绒毛（静纤毛）。只有高柱状细胞可达游离面,故管腔规则,基膜外有平滑肌。管腔内有许多精子。由附睾头部至尾部,平滑肌逐渐增多。

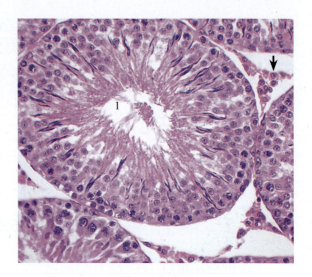

图 14-1　睾丸
1. 生精小管;↓间质细胞

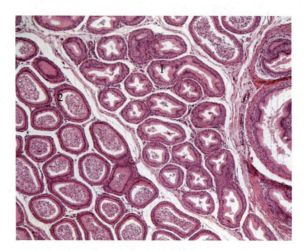

图 14-2　附睾
1. 输出小管;2 附睾管

（三）输精管

取材:输精管（人）

染色:HE

1. 肉眼观察　标本为输精管横切面,管壁很厚,管腔狭小。

2. 低倍镜观察　管壁分为黏膜、肌层和外膜三层。

（1）黏膜:黏膜由上皮和固有层构成,上皮为假复层柱状上皮,固有层为结缔组织。由于平滑肌收缩致使黏膜突入管腔形成皱襞,管腔不规则。

（2）肌层:很厚,由内纵、中环、外纵三层平滑肌纤维构成。

（3）外膜:由疏松结缔组织构成。

（四）前列腺

取材:前列腺（人）

染色:HE

1. 肉眼观察 标本一侧表面染色深红的为被膜,其内有许多大小形状不一的腔隙,即前列腺腺泡腔;其余染成红色的是支架组织。

2. 低倍镜观察

（1）被膜和支架组织:表面有致密结缔组织和平滑肌组成的被膜,被膜组织伸入腺实质,构成支架组织,约占实质的1/3。

（2）腺泡:腺腔较大且形状极不规

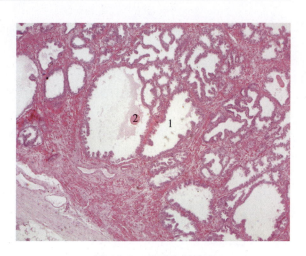

图 14-3 前列腺（低倍）
1. 腺泡;2. 前列腺凝固体

则。腔内有分泌物浓缩成的圆形或椭圆形染成红色的前列腺凝固体(若发生钙化则形成前列腺结石)(图 14-3)。

3. 高倍镜观察 同一腺泡的腺上皮形态不一,多为单层柱状或假复层柱状上皮,亦可有单层立方上皮。

（五）精液涂片(示教)

取材:精液（人）

染色:HE

高倍镜观察:精子呈蝌蚪样,头部呈扁卵圆形,染成深蓝色,尾部细长,染成红色。

四、思考与练习

1. 请问精原细胞如何发育成精子?
2. 描述睾丸间质细胞的来源、形态与功能。

五、知识拓展

精原细胞瘤

典型的精原细胞瘤有瘤细胞形态结构单一和间质内有淋巴细胞浸润两个特征。瘤细胞弥漫分布或呈索状结构,细胞的形态一致,与正常生精小管内精原细胞相似,瘤细胞大,圆形或多角形、境界清楚、胞浆透明,核大、位于中央,核膜及染色质较粗,有 1~2 个嗜酸性核仁,核分裂象不多见。

第二节 女性生殖系统

一、重点和难点

重点:生长卵泡的结构、子宫内膜增生期与分泌期的结构。

难点：透明带、放射冠、卵丘、闭锁卵泡和间质腺的辨认。

二、实验目的

1. 掌握卵巢的组织结构；增生期和分泌期的子宫内膜的结构；静止期和活动期乳腺的组织结构。

2. 了解妊娠黄体的结构；子宫颈黏膜的结构特点；输卵管的结构。

三、实验内容

(一) 卵巢

取材：卵巢（猫）

染色：HE

1. **肉眼观察** 卵巢为椭圆形的实质性器官，其内可见大小不等的卵泡，部分标本可见卵巢门。

2. **低倍镜观察** 覆盖于卵巢表面的是表面上皮，由单层扁平或立方细胞组成。上皮深面为致密结缔组织构成的白膜，较薄。白膜深面为卵巢皮质，所占比例较大，内含许多大小不一的卵泡，卵泡间为富含梭形细胞的结缔组织。髓质在卵巢中央，与皮质无明显界限，着色较浅，由疏松结缔组织构成，可见较多的血管和淋巴管断面（图 14-4）。

3. **高倍镜观察** 重点观察各期发育的卵泡。

(1) 原始卵泡：位于皮质浅部，体积小，数量最多。卵泡中央有一个较大的圆形的初级卵母细胞，周围由一层扁平的卵泡细胞所包围。

(2) 初级卵泡：比原始卵泡大，中央的初级卵母细胞较大，其周围的卵泡细胞变为单层立方、柱状或多层。在卵泡细胞和初级卵母细胞之间可见一层较厚的均质红染的透明带。卵泡周围的基质细胞密集，形成一层卵泡膜（图 14-5）。

(3) 次级卵泡：卵泡细胞增加至 6~12 层，卵泡细胞间出现卵泡腔，腔内有时可见染成红色的卵泡液。初级卵母细胞和其周围的卵泡细胞被挤到卵泡一侧，形成卵丘。此时，初级卵母细胞体积更大，紧靠卵母细胞的一层卵泡细胞呈柱状，排成放射状，称放射冠。组成卵泡

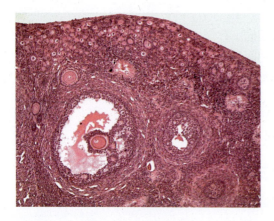

图 14-4 卵巢(低倍)

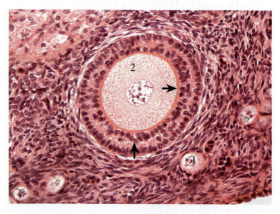

图 14-5 卵巢皮质
1. 原始卵泡；2. 初级卵泡；→透明带；↑放射冠

壁的则称颗粒层。卵泡膜分化成内外两层,内层含有较多的细胞和毛细血管,称为内膜层,外层为结缔组织,细胞与血管很少,含有少量平滑肌细胞,称为外膜层。

(4) 成熟卵泡:一般不易见到,不要求辨认。

(5) 闭锁卵泡:可出现在卵泡发育的各个时期。如发生在初级卵泡,则初级卵母细胞萎缩,细胞失去圆形,细胞核也变形。卵泡细胞也发生萎缩。如发生在次级卵泡,初级卵母细胞先发生死亡,透明带随之塌陷,继而卵泡腔缩小,颗粒细胞分散,核缩、核碎、核溶解,细胞死亡。卵泡膜细胞变成着色浅、体积较大的细胞环绕周围。

(6) 间质腺:是晚期次级卵泡退化时形成,卵泡膜细胞增生肥大,呈多边形,胞质为空泡状,着色浅。这些细胞被结缔组织和血管分隔成细胞团或索,此即间质腺。

(二) 输卵管

取材:输卵管(人)

染色:HE

1. **低倍镜观察**　管壁由黏膜、肌层和浆膜构成。重点观察黏膜,皱襞发达,高且分支多,几乎充满管腔,故标本来源于输卵管壶腹部(图14-6)。

2. **高倍镜观察**

(1) 黏膜:表面为单层柱状上皮,纤毛不明显,固有层为薄层的结缔组织。

(2) 肌层:为内环、外纵排列的两层平滑肌。

(3) 外膜:为浆膜。

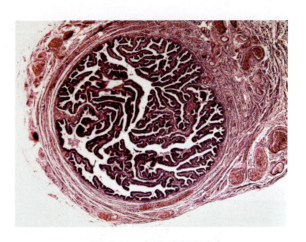

图 14-6　输卵管(低倍)

(三) 子宫增生期与分泌期

取材:子宫(人)

染色:HE

1. **肉眼观察**　标本为长方形,染成紫蓝色的是内膜,染成红色的是肌层和外膜。

2. **低倍镜观察**　子宫壁分内膜、肌层和外膜三层。子宫内膜一侧染色较浅,为功能层;一侧染色较深,为基底层。基底层间质内可见基底动脉。功能层间质内的小动脉为螺旋动脉,管状腺为子宫腺。基底层与功能层分界不明显。肌层很厚,平滑肌纤维束交错排列,血管较多。外膜为浆膜,由薄层结缔组织和间皮构成(图14-7)。

3. **高倍镜观察**　重点观察子宫内膜的结构。

(1) 增生期子宫内膜:增生期子宫内膜厚约 1~3mm,上皮为单层柱状,以分泌细胞为主。固有层含大量梭形的基质细胞。腺上皮细胞呈柱状,腺腔较小,腔内无分泌物(图14-8)。

(2) 分泌期子宫内膜:内膜增厚至约 5~7mm,子宫腺增多,腺腔扩张,内含红染的分泌物。螺旋动脉增长并更加弯曲,伸向内膜表层,可见其多个断面。固有层出现生理性水肿,基质细胞肥大,胞质内充满糖原、脂滴(图14-9)。

(四) 静止期乳腺

取材:乳腺(人)

染色:HE

1. 肉眼观察　标本为乳腺的一部分,着蓝紫色的小团为乳腺小叶,着色浅的是脂肪组织。

2. 低倍镜观察　静止期乳腺腺体不发达,仅有少量小的腺泡和导管,脂肪组织和结缔组织丰富,将腺分成小叶。导管与腺泡不易区分,导管的腔较大,而腺泡腔小或无腔。

3. 高倍镜观察　腺泡和小导管均由单层立方或矮柱状上皮围成,两者难以区别。腺泡腔狭小,无分泌物(图 14-10)。

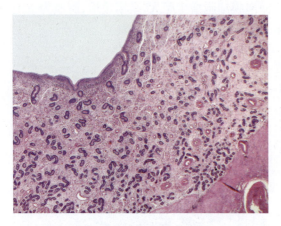

图 14-7　子宫内膜(低倍)

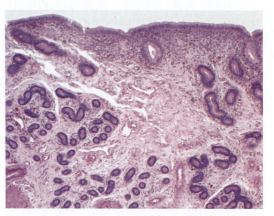

图 14-8　子宫内膜(增生期)

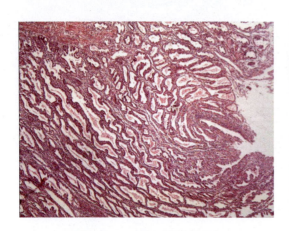

图 14-9　子宫内膜(分泌期)

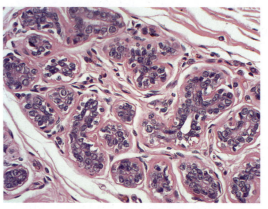

图 14-10　乳腺(静止期)

(五) 活动期乳腺

取材:乳腺(羊)

染色:HE

1. 肉眼观察　标本为乳腺的一小部分,被分割为若干小叶,小叶内有粉红色物质,为腺泡内的乳汁。

2. 低倍镜观察　腺体发达,结缔组织少,故小叶界限明显。小叶内的腺泡形态不一致,由于处于不同的分泌时期所致。小叶间导管较大,由复层柱状上皮构成,充满乳汁(图 14-11)。

3. 高倍镜观察 腺泡由单层上皮围成。有的腺泡内有大量染成红色的乳汁,有不规则的脂滴小泡,腺上皮呈扁平或立方状;有的腺泡内无乳汁,腺上皮呈高柱状。

(六) 妊娠黄体(示教)

取材:卵巢(兔)

染色:HE

高倍镜观察:体积大,圆形或卵圆形,表面包裹结缔组织的被膜,中央为着色浅的粒黄体细胞,体积较大,边界不清,数量多;外周为着色深的膜黄体细胞,体积较小,边界清楚,数量少。腺细胞间血管丰富(图 14-12)。

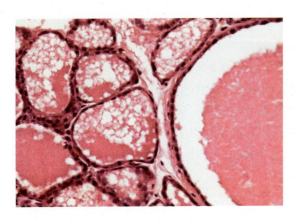 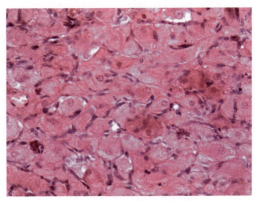

图 14-11 乳腺(活动期)   图 14-12 卵巢(黄体)

(七) 蜕膜细胞(示教)

取材:妊娠子宫内膜(人)

染色:HE

高倍镜观察:蜕膜细胞较大,呈多边形或椭圆形,成群分布。核圆,核仁明显,胞质含脂滴。它由前蜕膜细胞分化而成。

(八) 子宫颈(示教)

取材:子宫颈(人)

染色:HE

高倍镜观察:子宫颈分为阴道部和阴道上部。阴道上部黏膜表面形成许多皱襞,相邻皱襞之间的裂隙形成腺样隐窝,也成为子宫颈腺。黏膜及隐窝的上皮均为单层柱状。阴道部表面为复层鳞状上皮。在宫颈外口上皮由单层柱状上皮骤然变为复层鳞状上皮。

四、思考与练习

1. 描述次级卵泡的光镜结构。

2. 镜下如何辨别子宫内膜处于增生期还是分泌期?

3. 黄体是如何形成的？有何功能？

4. 绘制高倍镜下原始卵泡和生长卵泡结构图。

5. 比较子宫内膜增生期与分泌期结构特点。

表 14-1　子宫内膜增生期与分泌期结构的比较

	子宫内膜增生期	子宫内膜分泌期
厚度		
子宫腺		
螺旋动脉		
间质		

五、知识拓展

乳腺纤维腺瘤

　　纤维腺瘤是乳腺最常见的良性肿瘤，可发生于青春期后的任何年龄，多在 20~35 岁之间。通常单个发生，偶为多发。肉眼观，圆形或卵圆形结节状，与周围组织界限清楚，切面灰白色、质韧、略呈分叶状，可见裂隙状区域，常有黏液样外观。镜下，肿瘤主要由增生的纤维间质和腺体组成：腺体圆形或卵圆形，或被周围的纤维结缔组织挤压呈裂隙状；间质通常较疏松，富含黏多糖，也可较致密，发生玻璃样变或钙化。

（张晓东）

第十五章
胚 胎 学

第一节　人体胚胎早期发生

一、重点和难点

重点：胚泡、胚盘和胎盘的结构。
难点：原条、原结和脊索的形成和转归。三胚层的分化。

二、实验目的

1. 掌握胚泡的形成和结构、胚盘的形成和演变、三胚层的初步分化和胎盘的形成。
2. 了解胎膜的形成与子宫蜕膜的演变。

三、实验内容

为区别各结构，模型涂上了红、黄、绿、蓝等颜色。因模型为易碎品，在观察时，注意轻拿轻放，观察完请按原样复位。

模型观察时建议采取合作学习方式进行，即至少两人一组，一人念实验指导，一人在模型上寻找和辨认结构，然后一起观察，这样快捷且有效。

（一）受精卵及卵裂
模型 1

这个粉红色的圆球示受精卵。在受精卵表面有 3 个小细胞示极体（因第一极体已分裂为两个及第二极体已出现）。

模型 2

这是受精后 30 小时，受精卵已开始卵裂为两个卵裂球。其中一个较大（绿色），以后分化为滋养层，另一个较小（粉红色），以后形成内细胞群（图 15-1）。

模型 3

这是已分裂为 3 个卵裂球。因为其中的一个卵裂球（绿色）分裂得快些。

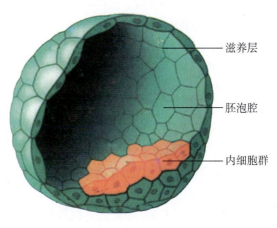

图 15-1　胚泡立体结构模式图

滋养层
胚泡腔
内细胞群

模型 4

这是桑椹胚,是受精卵反复分裂为12~16个卵裂球所形成的细胞团,时间是受精第3天。

(二) 胚泡

模型 5

这是受精后第5天的胚泡,此时已进入子宫腔,透明带消失。模型的一半已经去掉,中央有一大腔,叫胚泡腔,包围胚泡腔的单层扁平细胞为滋养层(绿色),胚泡腔内一侧有几个细胞(红色)聚集成团,称内细胞群,覆盖内细胞群的滋养层称极端滋养层。

(三) 胚泡植入

模型 6

这是两胚层时期的人胚,时间是受精后7天。胚泡已开始向子宫内膜植入。滋养层已部分分化为两层:外层细胞形态不规则,细胞界限消失,是合体滋养层,内层细胞分界明显,由单层立方细胞组成,排列整齐,是细胞滋养层。内细胞群的细胞分化成两层,靠近胚泡腔的一层细胞形成下胚层(黄色)。在下胚层上方,形成上胚层(蓝色)。

模型 7

这是两胚层时期。时间是受精后的第8天。上胚层为一层柱状细胞(蓝色),上胚层和下胚层(黄色)紧贴形成二胚层胚盘,滋养层内面的细胞为羊膜上皮(浅蓝色)。羊膜上皮和上胚层围成一腔,叫羊膜腔。

模型 8

这是两胚层时期,时间为受精第9天。合体滋养层已包围在细胞滋养层的表面,在合体滋养层内出现一些小腔隙,为绒毛间隙。在细胞滋养层和卵黄囊、羊膜囊之间的胚泡腔内出现一些细胞(红色)为胚外中胚层(其来源尚无定论)。

模型 9

这是两胚层时期,时间是受精后第11天左右。已完全植入子宫内膜中,在合体滋养层的表面形成许多树枝状的突起称绒毛,胚外中胚层(红色)分裂增生。

模型 10

这是两胚层时期,时间是受精后第12天。在滋养层的表面有绒毛干,下胚层细胞(黄色)向腹侧增生形成卵黄囊。胚外中胚层内部出现了许多小腔隙,并正在融合成大腔,称为胚外体腔,胚泡腔逐渐消失(图15-2)。

模型 11

这是两胚层时期,时间是受精后第13天左右。胚外中胚层(红色)中小腔隙已融合成一个大腔,叫胚外体腔。胚外中胚层分为两层:衬在细胞滋养层内面和羊膜囊外面的部分叫胚外中胚层壁层;覆盖在卵黄囊外面的胚外中胚层叫胚外中胚层脏层。随着胚外体腔的扩大,连接羊膜囊和滋养层的一部分胚外中胚层也随之变窄变细,称为体蒂,体蒂是联系胚体和绒毛膜的唯一系带,亦是脐带的原基。胚盘呈圆盘状,由上胚层(蓝色)及下胚层(黄色)两层细胞构成,羊膜呈浅蓝色,卵黄囊为黄色。

模型 12

这是两胚层末期,时间是受精后第15天。可见绒毛膜从内向外由胚外中胚层,细胞滋养层及合体滋养层三层构成。绒毛膜表面有绒毛干,绒毛膜囊内面有一大腔即胚外体腔,在胚外体腔内悬有两个相连的囊,即上方的羊膜囊,下方的卵黄囊,羊膜囊的底与卵黄囊的顶

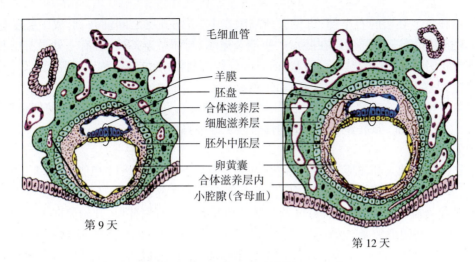

第9天　　　　　　　　　　　第12天

图 15-2　植入过程示意图(第 9、12 天)

共同贴在一起构成具有上下两胚层的胚盘。在胚盘的尾端附有体蒂(红色)。体蒂的另一端连在绒毛膜囊内面(图 15-3)。

模型 13

这是三胚层时期,相当于受精后第 16 天。此模型是继模型 12 后羊膜囊和卵黄囊连同体蒂和部分绒毛膜一起自胚外体腔取出,再去掉羊膜囊的上半部制成。由上方观察模型可见羊膜由羊膜上皮(浅蓝)及胚外中胚层(红色)构成。在羊膜囊底壁可见扁平卵圆形的胚盘,胚盘尾端正中线上的上胚层(蓝色)增生形成一条纵行的细胞柱,称原条,原条头端膨大称原结,原条的背侧凹陷为原沟,原结的背侧凹陷为原凹。

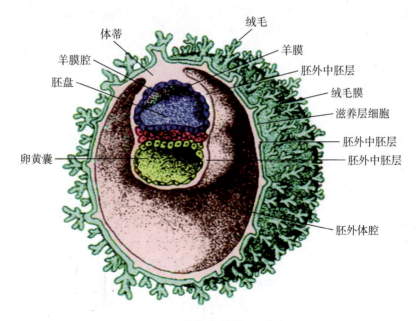

图 15-3　第 3 周人胚剖面模式图

去掉胚盘上胚层的右半部,可见原条细胞在上、下两胚层之间铺开,形成中胚层(粉红色),此时的胚盘有三个胚层。在胚盘的头端及尾端(与体蒂连接处)各有一处没有中胚层。这二处内胚层和外胚层紧贴成薄膜状,前方部分称口咽膜,后方部分称泄殖腔膜。原结的细胞下陷,向头侧形成一细胞索即脊索(粉红色)。

再取下模型的右半部观察左半部。可见卵黄囊上有许多血岛(红色),致使卵黄囊表面凹凸不平,在胚尾部,卵黄囊尾侧顶壁向体蒂内长出一盲囊为尿囊。

模型 14

这是体节前期人胚,时间为受精后第 19 天左右。外观与模型 13 相似,羊膜囊上半部已切掉,下方是卵黄囊,胚体尾端连体蒂,体蒂上留有一小部分绒毛膜,上面有数支绒毛,卵黄囊表面隆起为血岛。由上方观察,可见羊膜的切断缘。胚盘似鞋形,开始突向羊膜腔,胚体后半正中线上可见有原条、原结和原凹。胚体前半正中线上可见神经板,神经板的头端稍下陷,紧贴内胚层叫口咽膜。取下外胚层,在口咽膜头侧可见一隆起,为生心区。胚体周缘较低,与羊膜(浅蓝色)相连。

取掉胚体的外胚层,可见胚体的中胚层(粉红色),其周缘与胚外中胚层(红色)相连。胚体正中轴上可见杆状的脊索(粉红色)。在脊索的两侧中胚层肥厚,称轴旁中胚层。在它的两侧为间介中胚层。在间介中胚层外侧的中胚层呈膜状叫侧中胚层。侧中胚层下为马蹄形的胚内体腔。此处中胚层分为两层,外层叫体壁中胚层,内层叫脏壁中胚层。可见胚内体腔向尾端扩延,在侧方与胚外体腔相通(图 15-4)。本胚体尾端可见内胚层形成的尿囊,突入体蒂。

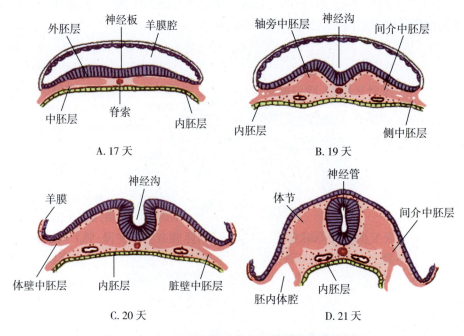

图 15-4　中胚层的早期分化及神经管的形成模式图

模型 15

这是 4 周人胚,胚龄约为第 22 天。此时期胚体已似圆柱形,胚体已明显突入羊膜囊内,此模型的羊膜大部分被切除。卵黄囊明显变小。

胚体呈圆柱形。胚体背面中段的神经褶靠拢并愈合成神经管。头尾两端为前、后神经孔。在神经管的两外侧可见数对隆起的体节。胚体头端在神经沟的前下方可见外胚层下陷,开始形成口凹,口凹的侧方可见第一对腮弓和第二对腮弓。口凹的腹侧可见巨大的心包隆起,取下模型右半部,可见原条已向尾端缩短(红色),而脊索(深红色)延伸到口咽膜处。

将右侧的胚外中胚层取下,可见内胚层开始卷成原始消化管,前部已开始向胚体内卷入形成前肠,前肠的盲端与外胚层紧贴,即口咽膜,在前肠腹侧的内胚层上血岛分化为心管(褐色)。在背主动脉尾端可见血管,即脐带血管的原基。

(四) 胎盘模型

足月胎盘为圆盘状,直径为 15~20cm,平均厚度约 2.5cm,重 500g 左右,母体面凹凸不平,分 15~20 个胎盘小叶。胎儿面表面光滑,有羊膜覆盖;近中央有脐带附着,脐带内含一对脐动脉(红色)和一条脐静脉(蓝色)。

(五) 胎盘与子宫壁的关系

胎儿的丛密绒毛膜与母体的基蜕膜共同组成胎盘。对照模型弄清绒毛主干、绒毛、胎盘隔、绒毛间隙的位置和相互关系(图 15-5~ 图 15-7)。

在模型上指出下列结构:羊膜、平滑绒毛膜、包蜕膜、壁蜕膜、羊膜腔、胚外体腔和子宫腔。

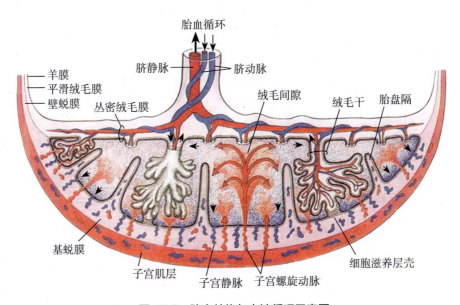

图 15-5　胎盘结构与血液循环示意图

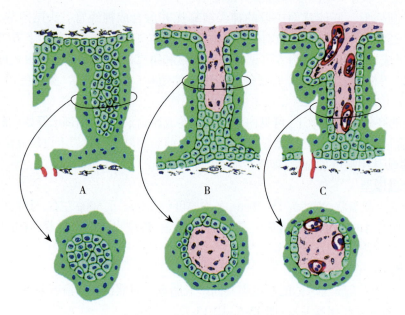

图 15-6　绒毛干发育示意图
A.初级绒毛干;B.次级绒毛干;C.三级绒毛干

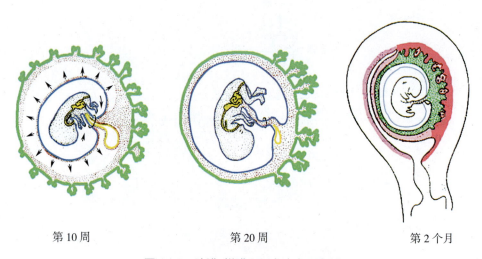

第 10 周　　　　　　　　第 20 周　　　　　　　　第 2 个月

图 15-7　胎膜、蜕膜和胚盘演变示意图

四、思考与练习

（一）填图题（写出 A、B、C、D、E 各表示的结构名称）

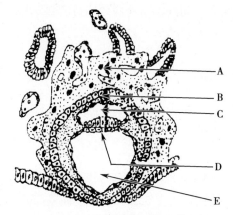

填图 15-1　胚泡植入过程中的变化

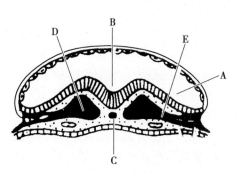

填图 15-2　神经管的发育

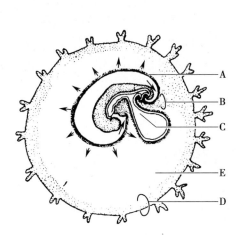

填图 15-3　胚泡的发育

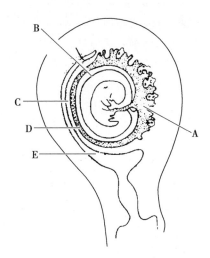

填图 15-4　胚体和母体的关系

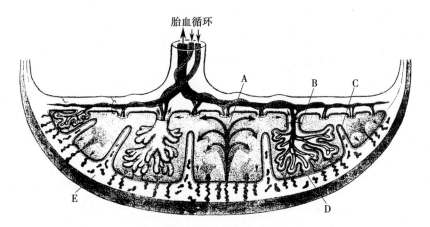

填图 15-5　胎盘的结构

（二）标本示教与视频观摩

（三）思考题

1. 试述三胚层的形成与初步分化。

2. 母体血液与胎儿血液是否相混？母体与胎儿之间的物质交换要通过哪些结构？

五、知识拓展

早胚发育临床应用

1. 人类胚胎干细胞具有广阔的临床应用前景，建系往往是人类胚胎干细胞研究的首要环节，一般采用免疫法（或机械法）除去滋养层细胞和透明带，将人类胚胎干细胞置于饲养层细胞（一般采用鼠源细胞）上，让其生长。建系成功的主要标准是核型无异常。好的胚胎干细胞系均质、核仁较大。

2. 宫外孕是指受精卵在子宫腔以外的地方着床，又称异位妊娠。异位妊娠中，以输卵管妊娠最多见。输卵管妊娠的发病部位以壶腹部最多，约占 55%~60%；慢性输卵管炎可使输卵管黏膜皱襞黏连，导致管腔狭窄，黏膜破坏，上皮纤毛缺失，输卵管周围黏连，管形扭曲，影响受精卵在输卵管在正常运行和通过，是造成输卵管妊娠的主要原因。输卵管发育异常也可成为输卵管妊娠的原因。输卵管绝育术后，形成输卵管瘘管或再通，均有导致输卵管妊娠的可能。输卵管绝育后复通术或输卵管成形术，亦可因瘢痕使管腔狭窄、通畅不良而致病。输卵管妊娠流产或破裂前，除短期停经及妊娠表现外，有时出现一侧下腹胀痛。检查时输卵管正常或有肿大。大都停经 6~8 周后发生腹痛，阴道出血，可引起血容量减少及剧烈腹痛，轻者常有晕厥，重者出现休克。

（张晓东）

第二节　颜面的发生

一、重点和难点

重点：唇裂的发生。

难点：口、鼻的形成。

二、实验目的

1. 了解颜面的形成过程。

2. 了解胚胎外形的演变。

三、实验内容

（一）颜面的发生

模型 1

模型示胚胎头部。在腹面有一凹陷为口凹，可见口咽膜已开始破裂。在口凹周围有五个隆起：其头端为额鼻突（浅蓝），其两侧为上颌突（中蓝），下颌突（深蓝）各一对。额鼻突下缘为鼻板（浅蓝）。

模型 2、3

内侧鼻突(粉红色)下缘部分为未来的人中(粉红色)。外侧鼻突(浅蓝)外缘可见稍隆起的眼泡。上颌突与外侧鼻突愈合。左、右下颌突已愈合。口咽膜已完全破裂,口凹渐小。

模型 4

左、右内侧鼻突向中线靠拢,人中部分(粉红色)向下延伸,眼泡更加明显。上颌突(中蓝)已与内侧鼻突下缘(浅红色)愈合。眼更加明显并且向前迁移。第一对鳃沟周围形成几个小结节。

模型 5

外侧鼻突已形成鼻翼,上颌突(中蓝)已与外侧鼻突、内侧鼻突愈合,眼泡进一步向前迁移。模型 4 所示小结节已融合形成耳廓。

模型 6

额鼻突的下部正中组织呈崎状增生,形成鼻梁、鼻尖,其下缘(浅红色)形成人中即上唇的正中部分,此时颜面已初具人的形状(图 15-8)。

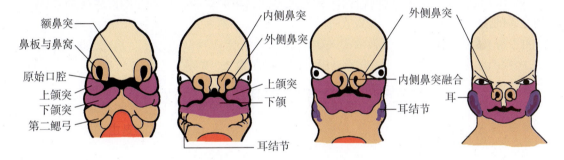

图 15-8　颜面的形成过程模式图

(二) 颜面的发生畸形

颜面发生的畸形有唇裂、面斜裂和腭裂等。

四、思考与练习

(一) 填图题(写出 A、B、C、D、E 各表示的结构名称)

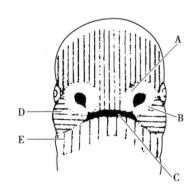

填图 15-6　颜面发生的原基

（二）标本示教与视频观摩

（三）思考题

1. 颜面发生的原基有哪 5 个突起？颜面是如何形成的？

2. 何谓咽囊？咽囊与咽鼓管、咽扁桃体、甲状旁腺和胸腺的发生有何关系？

五、知识拓展

先天性唇裂

由于先天性唇腭裂发病率高，每出生 600~700 个新生儿就有一个唇腭裂患儿，给家庭和社会带来沉重的心理负担和经济负担。唇裂有损患儿的容貌，腭裂会影响患儿的发音，患者发音不准，有明显的腭裂语音；唇、腭裂患儿有吸吮困难，有的容易发生上呼吸道感染，家长应特别注意其营养和护理。由于畸形位于面部，致使患者外貌欠缺美观，受到旁人的冷眼；更严重的会使患者在心理上受到创伤，容易患上心理方面各种疾病，如自卑症等。不仅仅如此，由于子女存在着先天性唇腭裂，往往同时会给患者的父母带来心理和精神上的困扰。所以，如果发现患儿一出生就有唇腭裂，就应及早到当地的口腔科找专业的医生咨询，以便得到完善的治疗。

（张晓东）

第三节 消化系统和呼吸系统的发生

一、重点和难点

重点：泄殖腔的分隔，喉气管憩室。

难点：咽囊的演变、肠祥的旋转、泄殖腔的分隔。

二、实验目的

1. 掌握肝和胰的发生，泄殖腔的分隔。

2. 熟悉消化管的发生，消化管发生的常见畸形。

3. 了解气管和肺的发生。

三、实验内容

以下模型为人胚早期发育模型的延续，故编号为 16、17。

模型 16（28 天人胚）

胚体已似圆柱形，几乎全部突入羊膜囊内，羊膜大部分已切除，卵黄囊已明显缩小。

去掉胚体的外胚层和中胚层，可见原始消化管（黄色）已分为前肠，中肠及后肠（图 15-9）。前肠前端扁平膨大，叫原始咽。由于口咽膜破裂，原始咽已直接与口凹相通。原始咽两侧壁各衍生出四个袋状隆起，即第一、第二、第三及第四对咽囊。它们的侧壁与腮沟的外胚层相贴形成腮膜。在原始咽底正中线，绿色圆形隆起为甲状舌管，红色隆起为动脉囊及发出的弓动脉，内胚层向下陷形成喉气管沟，背侧形成食管。食管尾侧的前肠稍膨大，将分化为胃。胃尾侧的前肠部分将形成十二指肠的上段。胃及十二指肠上段的腹侧壁紧贴前方的原始横膈(粉红色),并由前肠末端的腹侧壁上皮增生为肝憩室(肝及胆道原基),突入原始横膈中。中肠此时甚短,其腹侧与卵黄囊相连。后肠末端膨大叫泄殖腔。其腹侧壁与外胚层相贴,叫泄殖腔膜。泄殖腔膜上方的后肠有尿囊长入体蒂(图15-10)。

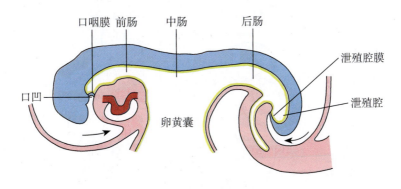

图 15-9　原始消化管示意图

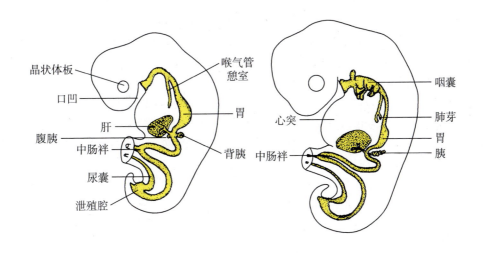

图 15-10　原始消化管的早期演变

模型 17(36 天人胚)

羊膜大部分已切除,胚体已完全进入羊膜腔,脐带已形成,脐带由体蒂伸长外包以羊膜,内含有两条脐动脉,一条脐静脉,卵黄囊蒂与尿囊。

原始咽的分化:取下模型的左侧外胚层及中胚层,可见原始咽扩大为扁平三角形(黄色)。其侧壁产生五对咽囊,第一对咽囊将分化为咽鼓管和中耳鼓室,第二对咽囊分化为腭扁桃体,第三对咽囊的腹侧份分化为胸腺的原基(土褐色),第三、第四对咽囊背侧份,分别分化为下一对和上一对甲状旁腺(蓝色)。第四对咽囊腹侧份退化。第五对咽囊形成后鳃体(绿色),

将分化为甲状腺滤泡旁细胞。在原始咽腹侧壁(相当于第一对咽囊平面),可见有甲状腺原基(绿色)。已分化为甲状腺侧叶(图 15-11)。

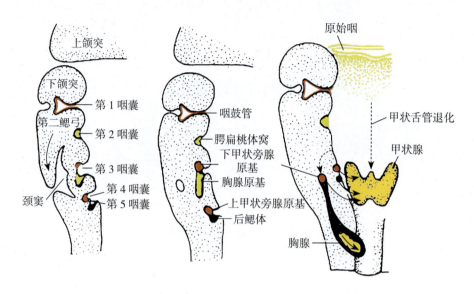

图 15-11   咽囊的演化及甲状腺的发生示意图

气管、肺及食管的分化:气管已与其背面的食管分开。气管在原始咽的开口处将分化为喉,气管下端分化为左、右肺芽,是主支气管和肺的原基(左侧再分化为二支,右侧再分化为三支,因此左肺为两个肺叶,右肺为三个肺叶)。食管此时变得细长,位于气管后面。

胃和十二指肠的发生:前肠尾端呈梭形膨大为胃的原基,由于胃背侧壁生长快形成胃大弯,腹侧壁生长稍慢,形成胃小弯。胃位于腹膜腔中,表面为腹膜脏层所覆盖。十二指肠已呈 C 形。

肝、胆和胰的发生:可见肝憩室分为头尾两支,头支形成肝脏(棕色),并开始突向腹膜腔。肝憩室尾支形成胆囊(绿色)。肝憩室尾侧前肠内胚层上皮增生,形成较长的背胰和腹胰。

肠袢的分化:中肠迅速生长,形成肠袢,突入脐带内的胚外体腔中,肠袢顶端连有卵黄囊蒂,在肠袢尾支上有一囊状膨大,即盲肠突。

泄殖腔的分隔:后肠尾部膨大形成泄殖腔。其腹侧壁与尿囊相连,末端以泄殖腔膜与外界相隔,模型上见泄殖腔膜由内胚层(黄色)和外胚层(蓝色)两层组成。在尿囊与后肠之间中胚层的间充质(粉红色)增生,形成一个楔形突起称尿直肠隔。并向尾侧迁移将泄殖腔分隔为腹、背两部分。腹侧份为尿生殖窦,背侧份为原始直肠。泄殖腔膜也随之分为腹侧的尿生殖窦膜和背侧的肛膜。肛膜在八周末破裂,与肛管相通(图 15-12)。

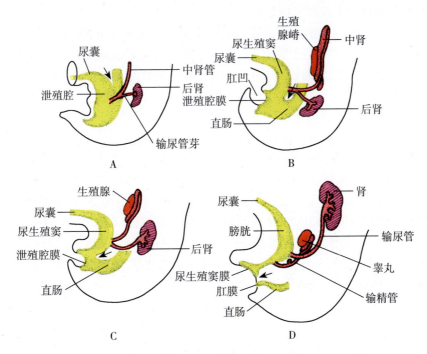

图 15-12 泄殖腔的分隔示意图

四、思考与练习

(一) 填图题(写出 A、B、C、D、E 各表示的结构名称)

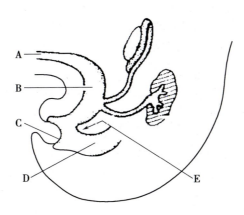

填图 15-7 泄殖腔的分隔

（二）标本示教与视频观摩

（三）思考题

1. 舌与甲状腺的发生起源于何处？

2. 人的内脏一般有固定的分布位置,如肝、胆在右腹部,胃在上腹部、阑尾在右下腹部,小肠主要居腹中,而大肠主要位于腹周等。你能解释它们的方位是如何形成的吗？

3. 呼吸系统起源于原肠哪段？与消化系统发生有何关系？

五、知识拓展

先天性脐疝

多属易复性疝,较常见,嵌顿少见。当啼哭、站立和用劲时,脐部膨胀出包块,直径1~2厘米,无其他症状,常在洗澡、换衣时无意中发现。多呈半球形或圆柱状,肿物顶端有一小瘢痕,是为脐痕;肿物特点为可复性,即哭闹、咳嗽、直立时肿物饱满增大,而且肿物触之较坚实;小儿安静或者家长用手按压时,肿物缩小或回纳入腹腔,伴有肠鸣音。肿物缩小或还纳后,局部留有松弛皮肤皱褶,以上为典型脐疝。肿物较大时,特别是孩子哭闹腹压增高时,外表的皮肤发亮显得较薄,有一些家长担心脐疝会不会被撑破,实际上由于皮肤的弹性与韧性,并不存在撑破的可能性,除非为创伤所致。

（张晓东）

第四节　泌尿生殖系统的发生

一、重点和难点

重点:后肾、膀胱、子宫、阴道的形成。

难点:中肾旁管（米勒管）、中肾管的演变。

二、实验目的

1. 掌握后肾的发生。

2. 熟悉中肾旁管（米勒管）和中肾管的演变。

3. 了解中肾、生殖腺和外生殖器的发生。

三、实验内容

模型1（第6周）

在横断面上,可见中肾小管呈S形,并与中肾管（红色）相通,中肾管下行开口于泄殖腔（黄色）。在接近泄殖腔处的中肾管发出输尿管芽（红色）,为输尿管、肾盂、肾盏和集合管的原基。包裹输尿管芽的为生后肾组织（红色）。可见后肠末端的泄殖腔相对较大,并与尿囊（黄色）相通,泄殖腔的腹侧为泄殖腔膜（图15-13）。

在中肾管外侧（此处模型有错）找到背侧中肾旁管,又称米勒管（红色）,其末端为盲端,突入尿生殖窦后壁。在腹后壁肠系膜处可找到原始生殖腺（粉红色）,为睾丸或卵巢发生的原基（图15-14）。

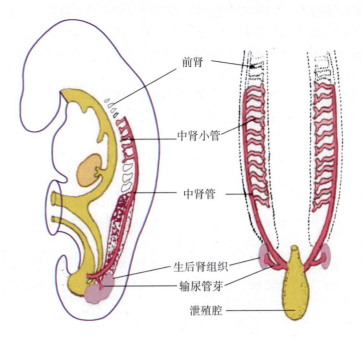

图 15-13　第 5 周人胚前、中、后肾的发育示意图

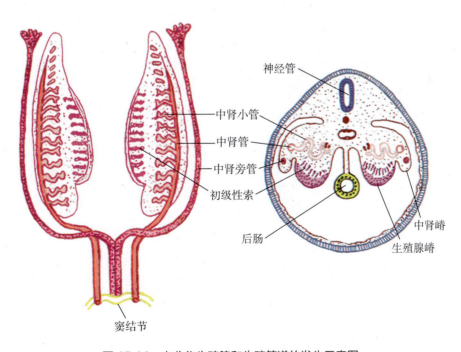

图 15-14　未分化生殖腺和生殖管道的发生示意图

模型 2(第 8 周)

此模型能见的结构大致与前一模型相同,重点观察泄殖腔的分隔(见第三节图 15-12)。

原来的泄殖腔已被尿囊与后肠之间的尿直肠隔分隔,背侧份为原始直肠。泄殖腔膜尚未被分隔。中肾管与中肾旁管位置模型上仍然有错(正确位置参见教材)。肠系膜两侧为生殖腺嵴(粉红色)。

在泄殖腔膜的头侧有一个生殖结节,泄殖腔膜的两侧各有两条纵行隆起,内侧为尿生殖褶,外侧为阴唇阴囊隆起,尿生殖褶之间为尿生殖沟。

模型 3、4(第 11 周　男女各一个)

泄殖腔已完全分隔,尿生殖窦也进一步演变,上段膨大,发育为膀胱。泄殖腔膜被分为背、腹两份。背份为肛膜,已破裂,直肠与外界相通;腹份为尿生殖窦膜。

在男性(模型 3),中肾管呈红色,末端伸入尿生殖窦,位于输尿管下方。中肾旁管退化。生殖结节进一步生长演变为阴茎,左、右尿生殖褶和左、右阴唇阴囊隆起向中线愈合形成阴囊。

在女性(模型 4),中肾旁管上、中段演变为输卵管(红色),位于卵巢之上,下段已融合为子宫(红色),位于膀胱与直肠之间。生殖结节演变成阴蒂,尿生殖褶演变为小阴唇,阴唇阴囊隆起演变为大阴唇。

四、思考与练习

(一) 填图题(写出 A、B、C、D、E 各表示的结构名称):

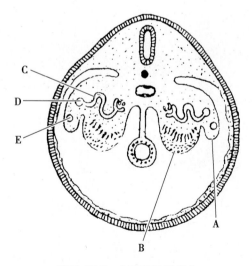

填图 15-8　生殖系统的发生

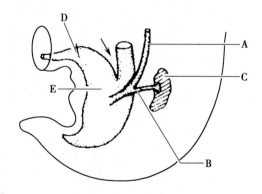

填图 15-9　泌尿系统的发生

(二) 标本示教与视频观摩

(三) 思考题

1. 泌尿与生殖系统起源于何处?

2. 中肾的结构在男、女性生殖系统发生中各形成哪些主要结构? 后肾是如何形成的?

3. 男、女生殖腺是如何分化的?

五、知识拓展

先天性男女两性畸形

1. **真性两性畸形** 是指患者体内有睾丸和卵巢男女两种性腺同时存在。青春期可同时有男女性征出现,甚至有月经来潮。如能早期确诊,治疗应根据社会性别、患者意愿及畸形的程度,切除与性别不符的性腺,做外生殖器整形术。个别患者按女性手术切除睾丸后,月经来潮,并有生殖能力。

2. **假性两性畸形** 就是在同一个人体内只有一种性腺,而其外生殖器的形态与异性相似。即染色体及性腺为女性,而生殖器及性征为男性(女性假性两性畸形),如母亲孕期服用雄激素引起的女胎男性化,但出生后男性化程度不再加剧,至青春期有月经,并有孕育的能力;还见于先天性肾上腺皮质增生症,如果终生服用皮质醇药物治疗,可促使女性生殖器官发育和月经来潮,甚至有孕育的可能。如染色体及性腺为男性而生殖器及性征为女性的男性假两性畸形者,两侧性腺均为睾丸,而外生殖器与女性相似(见于46,XY 型单纯型性腺发育不全症等),治疗可采取切除睾丸,并长期补充雌激素,使生殖器和乳房向女性发育,而且切除睾丸亦可防止其发生恶变。

(张晓东)

第五节 心血管系统的发生

一、重点和难点

重点:心房、心室、动脉球内部分隔。
难点:心房的分隔,室间隔膜部的形成。

二、实验目的

1. 掌握心脏的内部分隔。
2. 了解心脏外形的演变。

三、实验内容

心脏外形的演变和内部分隔

模型 1(4 周内人胚心)

心管弯曲成 S 形,自前向后为第一弓动脉(红色)、动脉球(深红色)、心室(深红色)、心房(深红色),静脉窦及其左右角(蓝色)。

模型 2(4 周内人胚心)

心管仍似 S 形,心动脉与心室之间的弯曲位于右侧,心房已升至心室的背面。在此模型上已增加了第二对弓动脉。心房与静脉窦相连,静脉窦已演变成左、右静脉角。左右两角对称,从内向外三个属支分别为卵黄静脉、脐静脉、总主静脉。

模型 3(4 周末人胚心)

腹面可见左右心房明显位于动脉球的背面,第三弓动脉出现。背面观:静脉窦右角扩大,左角缩小。

模型 4(4 周末人胚心)

腹面观可见动脉球的一部分已被吸收为心室的一部分,左右心房更加扩大。背面观可见静脉窦右角膨大而左角相对变小,另有左右两肺静脉根部在心房处合并成一根与左心房相连(图 15-15)。

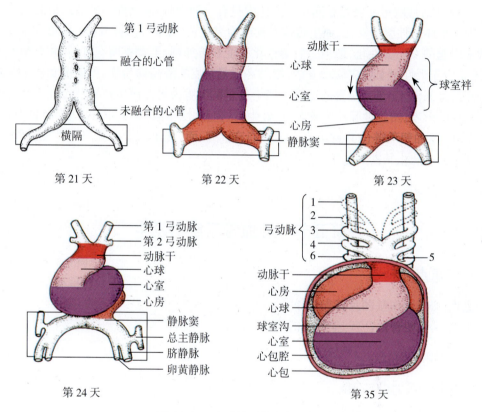

图 15-15　心脏外形的建立示意图

模型 5(4 周末人胚心)

相当于 3 号模型的心脏,腹面观:动脉球与心室前壁一部分已切除。可见动脉球近端将构成心室的一部分。心室与动脉球间的褶明显。背面与 3 号模型相似。

模型 6(4 周末人胚心)

房室管中有背侧的心内膜垫(红色椭圆形)(应想到被切去的房室管壁上长有腹侧的心内膜垫)。两心房间顶壁正中长出了为第一房间隔(蓝色),并在其下方与心内膜垫间留有第一房间孔。右心房有静脉窦的开口,其瓣膜以浅蓝色和蓝色表示。左心房背侧有肺静脉的开口(浅灰色区)。

背面观:可见上、下腔静脉通静脉窦右角,静脉窦左角变小,肺静脉分两支。

模型 7(约第 8 周人胚心)

腹面观:背腹心内膜垫已融合,将房室管分为左、右房室管。第一房间隔上第一房间孔已经闭合,在第一房间隔头端又出现了第二房间孔。第二房间隔(黄色)位于第一房间隔(蓝色)的右侧,留有卵圆孔。室间隔肌部已从心尖开始生长。

背面观:静脉窦右角扩大,连上、下腔静脉。左角变小。有四条肺静脉共同开口于左心房(其开口为浅灰色)。

模型 8(4 个月以后胎儿心)

腹面观:第一房间隔与第二房间隔已相互融合,血液可以通过卵圆孔进入左心房,静脉窦右角已渐被吸收入右心房。左右房室瓣已长出。室间隔肌部已与心内膜垫融合。

背面观:静脉窦右角将被吸收为右心房的一部分,静脉窦左角的一部分已成为冠状窦及左房斜静脉根部。肺静脉根部已被吸收成为左心房的一部分(图 15-16)。

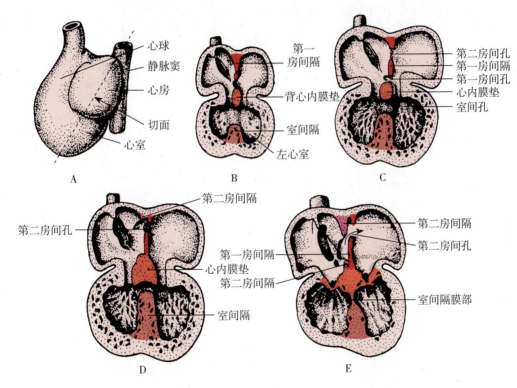

图 15-16　房室管、心房及心室的分隔示意图(冠状切面)

模型 9、10、11、12

左、右心房的侧壁切除,以显示房间隔的生长过程,动脉球及心室的腹面也被切除,以显示动脉球的分隔和室间隔膜部的形成。四个心脏的年龄在 5~7 周。

侧面观:可见到模型 9、10 中的第一房间隔(蓝色)渐向心内膜垫方向生长,与心内膜垫之间留下第一孔。模型 11、12 中的第一房间隔上的第一孔已消失,在第一房间隔的头侧又出现了第二房间孔。模型 10、11、12 中的第二房间隔(黄色)逐渐朝向心内膜垫方向生长,并保留卵圆孔。在这四个模型中可见静脉窦右角渐被吸收入右心房的情况。

正面观:模型 9、10 中可见动脉球内膜局部增厚,形成两条纵行的动脉球嵴走向心室方向(蓝色和绿色)。模型 11、12 中两条动脉球嵴已在管中央融合。将动脉球分隔为主动脉和肺动脉(注意左右动脉球嵴行程中关系位置的变化)。在模型 10、11、12 中两心室之间可见由心内膜垫(红色)、肌性室间隔(深红色)和动脉球嵴的结缔组织(绿色和蓝色)三者互相逐渐融合而形成室间隔膜部,将两心完全隔开(图 15-17)。

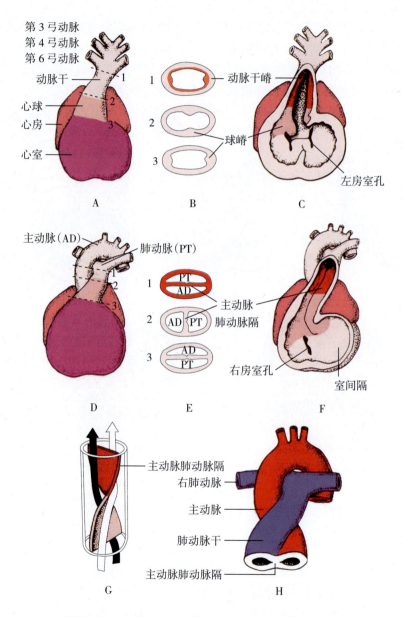

图 15-17　动脉干和心动脉球的分隔示意图(第 5~6 周)

A、D 为心脏正面观;B、E 为心球和动脉干横切面,其中的 1、2、3 为 A、D 中的 1、2、3 对应的横切面;C、F 为心脏的冠状剖面;G 为主动脉肺动脉隔形成示意图;H 为心球和动脉干分隔后形成的升主动脉和肺动脉干

四、思考与练习

(一) 填图题(写出 A、B、C、D、E 各表示的结构名称)

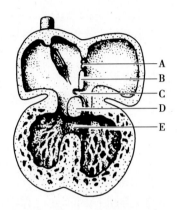

填图 15-10　心脏内部的分隔

(二) 标本示教与视频观摩

(三) 思考题

1. 简述心脏外形的演变与内部分隔过程。

2. 简述胎儿血液循环途径及结构特点,与胎儿出生后血液循环有何区别?

五、知识拓展

先天性心脏病——法洛氏四联症畸形

法洛四联症(TOF)是一种常见的先天性心脏畸形。其基本病理为室间隔缺损、肺动脉狭窄、主动脉骑跨和右心室肥厚。法洛四联症在儿童发绀型心脏畸形中居首位。法洛四联症患儿的预后主要取决于肺动脉狭窄程度及侧支循环情况,重症者有 25%~35% 在 1 岁内死亡,50% 病人死于 3 岁内,70%~75% 死于 10 岁内,90% 病人会夭折。主要是由于慢性缺氧引起红细胞增多症,导致继发性心肌肥大和心力衰竭而死亡。

(张晓东)

第六节　畸形学概述

一、重点和难点

重点:胚期标本、外观畸形标本。

难点:内脏畸形标本。

二、实验目的

1. 熟悉人胚外形的演变过程。

2. 了解几种常见的先天性畸形。

三、实验内容

（一）正常胚胎的发生过程、形态演变及其规律

1. 多媒体影视资料演播   观看人胚早期发育的多媒体影视资料。

2. 观察正常人胚标本   正常人胚标本：若干，描述参见理论教材"胎儿外形主要特征一览表"。

（二）胚胎常见畸形的发生原因及形态学改变

1. 多媒体影视资料演播   观看有关优生优育的多媒体影视资料。

2. 观察人胚畸形标本

（1）神经系统主要畸形：

1）无脑儿：无脑儿是神经系统较常见的先天性畸形，其脑组织极少，颅骨缺失，出生后不能成活。原因是胚胎第4周中期，前神经孔未闭，与遗传和环境因素有关。

2）脊柱裂：脊柱裂较多见，常与无脑儿同时存在。脊柱背后有多个椎骨缺损，出现一纵向裂沟。脊柱裂多见于下胸椎和腰、骶椎。脊柱裂常合并脊髓裂，是由于后神经孔未闭合。

（2）颜面、四肢畸形：

1）唇裂：唇裂是颜面常见的先天性畸形。上唇裂缺损从唇缘延伸至鼻孔底部，上牙槽骨暴露。单侧唇裂较双侧多见，原因是上颌突与同侧的内侧鼻突未愈合所致，与遗传有密切关系。

2）独眼：两眼全部或部分合并成一个眼，在一个窝内。原因是额鼻突下缘未下延形成鼻，未将从外侧向中线迁移的视泡分开而重叠所致。较罕见。

3）无肢和短肢：胎儿的上、下肢芽都未发育，或发育过短，其机理尚不清楚。

（3）其他方面的畸形：

1）联体畸形：联胎是两个胎儿身体的某些部分联在一起，胎儿彼此相连的部位、多少和角度不尽相同。常见的有腹联、胸腹联、头联和臀联等。据统计，每400个单卵孪生就有一例联胎。原因是一个胎盘形成两个原条时，彼此分离不完全所致。

2）心异位：指一部分或全部心脏位于体外。心脏从胸骨缺损部外露。原因是胚胎第4周时，左右侧褶未能在胸区愈合所致。较少见。

3）内脏外翻：内脏外翻可发生部分外翻或全部外翻。原因是胚胎第3周末至第4周初，胚盘侧褶卷向腹侧时，体壁中胚层（侧中胚层）发育不全或发育缺损所致。

四、思考与练习

1. 引起先天畸形的因素有哪些？发生先天性畸形的敏感期是何时？

2. 请结合生活实际谈谈应该如何预防先天畸形。

五、知识拓展

预防先天性畸形的优生措施

措施1：怀孕早期，避免发烧感冒。怀孕早期有过高热的妇女，孩子即便不出现明显外观畸形，但脑组织发育有可能受到不良影响，表现为智力低下，学习和反应能力较差，这种智

力低下是不能恢复的。当然,高热造成胎儿畸形还与孕妇对高热的敏感性和其他因素有关。

措施2:避免接近猫狗。很少人知道带菌的猫也是一种对导致胎儿畸形威胁很大的传染病源,而猫的粪便则是这种恶性传染病传播的主要途径。

措施3:避免每天浓妆艳抹。调查表明,每天浓妆艳抹者胎儿畸形的发生率是不浓妆艳抹的1.25倍。对胎儿畸形发育所产生不良影响的主要是化妆品中含的砷、铅、汞等有毒物质,这些物质影响胎儿的正常发育。其次是化妆品中的一些成分经阳光中的紫外线照射后产生有致畸作用的芳香胺类化合物质。

措施4:避免孕期精神紧张。人的情绪受中枢神经和内分泌系统的控制,内分泌之一的肾上腺皮质激素与人的情绪变化有密切关系。孕妇情绪紧张时,肾上腺皮质激素可能阻碍胚胎某些组织的融汇,如果发生在妊娠期间的前3个月,就会造成胎儿唇裂或腭裂等畸形。

措施5:避免饮酒。孕妇饮酒,酒精可通过胎盘进入发育胚胎,对胎儿进行严重的损害。如脑袋很小,耳鼻极小和上嘴唇宽厚等。

措施6:避免吃霉菌毒素食物。有关专家指出,孕妇若食入被霉菌素污染了的食品(霉变食物),霉菌毒素可通过胎盘祸及胎儿,引起胎儿体内细胞染色体断裂。

(张晓东)

第二篇 综合性实验

第十六章
综 合 实 验

第一节　综合实验I——心血管系统

一、重点和难点

重点:大、中动脉的组织结构及病理变化。

难点:主要器官的动脉粥样硬化的动态演变。

二、实验目的

1. 建立由正常到疾病的学习方法。

2. 掌握大、中动脉的正常结构及病理变化。

3. 了解动脉粥样硬化发生的动态变化。

三、实验内容

(一) 大、中动脉的组织学

1. 大动脉　主动脉、无名动脉、颈总动脉、锁骨下动脉、椎动脉和髂总动脉等,又称弹性动脉。

(1) 内膜:三层中最薄的一层。内皮细胞:扁平,内含 W-P 小体,贮存的 vWF 有止血的作用。此外,血管内皮细胞还有其他方面的功能。

内皮下层较厚,为疏松结缔组织,内含纵行的胶原纤维和少许平滑肌纤维。内皮下层之外为内弹性膜,由于内弹性膜与中膜的弹性膜相连,故内膜与中膜的分界不清楚。

内膜无血管,其营养由血管腔内的血液渗透供给。

(2) 中膜:最厚,成人约 $500\mu m$,含有 40~70 层同心圆状排列的弹性膜。由于血管收缩,在血管横切面上,弹性膜呈波浪状。弹性膜由弹性蛋白构成,膜上有许多窗孔。各层弹性膜之间由弹性纤维相连,其间还有少量环行的平滑肌纤维和胶原纤维。

血管中的平滑肌纤维与内脏器官平滑肌纤维形态不同处是,较细长,常有分支。除有收缩作用外,在动脉发育过程中,还可合成分泌细胞外基质成分。在病理状态下,动脉中膜的平滑肌可移入内膜增生并产生结缔组织,使内膜增厚,是动脉粥样硬化发生的重要病理过程。

(3) 外膜:较薄,由疏松结缔组织组成,细胞成分以成纤维细胞为主,当血管损伤时,成纤维细胞具有修复外膜的能力。外膜中还分布有小的营养血管,其分支形成毛细血管,延伸到中膜。光镜下外弹性膜不易分辨。外膜逐渐移行为周围的疏松结缔组织。

大动脉的功能是当心脏舒张时,使血液保持连续流动。因为大动脉的管壁具有较大的弹性和扩张性,在心脏收缩时使大动脉扩张,而心脏舒张时血管壁产生弹性回缩,使血液继续流动。因此从心脏发出的大动脉又称输送动脉。

2. 中动脉　除大动脉外,凡在解剖学中有名称的动脉大多属中动脉。中动脉的主要结构特点是中膜的平滑肌丰富,故又名肌性动脉。中动脉管壁具有三层典型的结构(图 16-1)。

(1) 内膜:内皮为单层扁平上皮,衬于血管腔面;内皮下层较薄,较小的中动脉,内皮下层几乎缺如;内弹性膜明显,可作为中动脉内膜与中膜分界。

(2) 中膜:较厚,含有 10~40 层环形或螺旋形排列的平滑肌,肌纤维间有一些弹性纤维、胶原纤维和基质。

(3) 外膜:厚度与中膜相等,由疏松结缔组织组成,外侧份较疏松,内侧份较

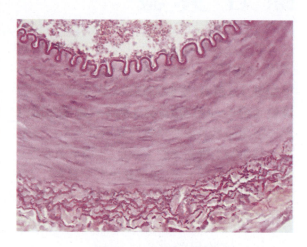

图 16-1　中动脉(高倍)

致密,含胶原纤维束和弹性纤维,还有较多的神经纤维及营养血管。多数中动脉的中膜与外膜交界处有明显的外弹性膜。

中动脉的功能是在神经的支配下通过血管壁平滑肌的收缩和舒张使血管管径扩大和缩小,从而调节分配到身体各部和各器官的血流量。

(二) 大、中动脉的病理学

动脉粥样硬化(arteriosclerosis,AS)是一种与血脂异常及血管壁成分改变有关的动脉疾病,主要累及大动脉(弹力型—主动脉及其一级分支)、中动脉(弹力肌型—冠状动脉、脑动脉等),病变特征是血中脂质在动脉内膜沉积、巨噬细胞吞噬,平滑肌细胞增生,引起内膜灶性纤维性增厚及粥样斑块形成,使动脉壁变硬,管腔变窄。AS 病因至今仍不十分清楚,下列因素被视为危险因素:高脂血症、高血压、吸烟以及能引起继发性高脂血症的疾病(包括糖尿病、甲状腺功能减退症、肾病综合征等)、年龄、遗传因素、其他因素(性别、病毒感染、体重超重或肥胖)。AS 的发病机制尚未最后阐明,学说很多,最后可以概括为:

(1) 各种机制导致的血脂异常是发病的始动性生物化学变化;

(2) 内皮细胞损伤,通透性升高是脂质进入动脉壁内皮下的最早病理变化;

(3) 进入内膜的脂蛋白发生修饰,主要是氧化修饰;

（4）单核细胞源性泡沫细胞和平滑肌细胞源性泡沫细胞的形成，以及平滑肌细胞的增生、合成等作用，导致动脉内膜脂纹和纤维斑块的出现；

（5）修饰的脂质具有细胞毒性，使泡沫细胞坏死崩解，局部出现脂质池和分解的脂质产物。这些物质与局部的载脂蛋白等共同形成粥样物，从而出现粥样斑块并诱发局部炎症反应。

病理变化：

脂纹——纤维斑块——粥样斑块——继发性病变，这是动脉粥样硬化病理变化顺序（图 16-2）。

（1）脂纹的形成：由于受到高脂血症、高血压等有害因子的影响，造成血管内皮损伤，低密度脂蛋白（low density lipoprotein，LDL）被内皮细胞摄取，并被氧自由基氧化生成氧化 LDL。单核细胞受多种趋化因子的影响进入血管内皮下间隙并转化为巨噬细胞。氧化的 LDL 能被巨噬细胞摄取，巨噬细胞摄入的脂质愈来愈多就形成了泡沫细胞，泡沫细胞聚集形成脂纹。除了巨噬细胞吞噬氧化 LDL 形

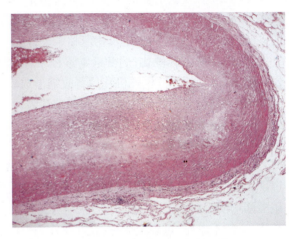

图 16-2 动脉粥样硬化（低倍）

成泡沫细胞以外，中膜平滑肌细胞（SMC）也发生增生和迁移等变化，并摄取脂质也可形成泡沫细胞，这是肌源性泡沫细胞。脂纹的构成主要是这两种泡沫细胞组成。

（2）纤维斑块的形成：平滑肌细胞增生，并产生一系列细胞外基质，造成胶原纤维和蛋白多糖在血管内膜聚集。同时有更多的脂质在泡沫细胞内或细胞外积聚。

纤维斑块的特点是：肉眼观为灰黄色不规则隆起的斑块，因斑块表层胶原纤维的增多及玻璃样变，斑块变成瓷白色。

（3）粥样斑块的形成：是在纤维斑块的基础上形成的。泡沫细胞坏死崩解，释放出许多溶酶体酶，促进其他细胞坏死崩解，逐渐演变成粥样斑块。

粥样斑块的特点：肉眼观，动脉内膜面见明显隆起的灰黄色斑块，向深部压迫中膜。切面观，表层的纤维帽为瓷白色，深部为多大量黄色粥糜样物质。镜检：胶原纤维玻璃样变，平滑肌细胞埋藏在细胞外基质中。深部为大量无定形坏死物质，其内富含细胞外脂质，并有胆固醇结晶、钙盐等。

（4）继发性病变：在纤维斑块和粥样斑块的基础上，可继发以下病变：

1）斑块内出血：斑块内新生的血管破裂，形成斑块内血肿，可致斑块突然肿大，甚至使管径较小的动脉完全闭塞，导致急性供血中断。

2）斑块破裂：纤维帽破裂，粥样物自裂口溢入血流，遗留粥瘤性溃疡，入血的粥样物成为栓子可导致栓塞。

3）血栓形成：病灶处的内皮损伤和粥瘤性溃疡，使动脉壁内的胶原纤维暴露，血小板在局部聚集形成血栓。血栓可加重血管腔阻塞，导致梗死；如脱落，可致栓塞；血栓亦可发生机化再通。

4) 钙化:钙盐沉着于纤维帽及粥瘤灶内。

5) 动脉瘤形成:严重的粥样斑块引起相应局部中膜的萎缩和弹性下降,在血管内压力作用下,动脉管壁局限性扩张,称为动脉瘤,动脉瘤破裂可致大出血。

主要器官的动脉粥样硬化的病理变化: 动脉粥样硬化发生于动脉分叉、分支开口及血管弯曲的凸面。

(1) 颈动脉及脑动脉粥样硬化:病变最常见于颈内动脉起始部、基底动脉、大脑中动脉和Willis 环。动脉瘤多见于 Willis 环。后果:①脑萎缩;②脑梗死(脑软化);③形成动脉瘤,小的动脉瘤破裂可引起脑出血及相应临床表现。

(2) 肾动脉粥样硬化:病变最常累积于肾动脉开口处或其主干近侧端。后果:①肾血管性高血压;②肾梗死。梗死机化后肾收缩形成动脉粥样硬化性固缩肾。

(3) 四肢动脉粥样硬化:可引起间歇性跛行,以及缺血性梗死,甚至坏疽。

(4) 冠状动脉粥样硬化:占冠状动脉性心脏病的 95%~99%。主要临床表现有两种:

1. 心绞痛   心绞痛(angina pectoris, AP)是冠状动脉供血不足和(或)心肌耗氧量骤增致使心肌急性、暂时性缺血、缺氧所引起的临床综合征。表现为胸骨后部位压榨性或紧缩性疼痛感,常放射至左肩和左臂。每次发作 3~5min,可数日一次,也可一日数次。可因休息或用硝酸酯剂而缓解消失。临床上心绞痛分为:①稳定性 AP(stable angina pectoris)又称轻型心绞痛,一般不发作,可稳定数月,仅在重体力、脑力劳动或其他原因所致一过性心肌耗氧量增高时出现症状;②不稳定性 AP(unstable angina pectoris)临床上颇不稳定,在负荷时、休息时均可发作,发作强度和频度逐渐增加,患者大多至少有一支冠状动脉主干近侧端高度狭窄;③变异性 AP(variant angina pectoris)又称 Prinzmetal 心绞痛,常于休息或梦醒时因冠状动脉收缩性增加而引起的 AP。多无明显诱因,心电图与其他型 AP 相反,显示有关导联 ST 段抬高,主要是冠状动脉痉挛引起的。虽然 AP 程度重,持续时间或长或短,但很少导致心肌梗死。此型 AP 对血管扩张药如硝酸甘油反应良好。

2. 心肌梗死   心肌梗死(myocardial infarction, MI)是指冠状动脉供血急剧减少或中断,使相应的心肌严重而持续性痉挛所致的心肌缺血性坏死。临床上多有剧烈而持久的胸骨后疼痛,伴白细胞增高,发热,血沉加快,血清心肌酶活性增高及进行性心电图变化,可并发心律失常、休克或心力衰竭。休息及硝酸酯类药物不能完全缓解。根据梗死灶占心室壁的厚度将 MI 分为两型:①心内膜下梗死;②透壁性心肌梗死。临床上大多数为透壁性梗死。

好发部位和范围:与闭塞的冠状动脉供血区域一致。梗死多发生在左心室,因为左冠状动脉病变比较多见。根据好发的顺序排列如下。

① 左冠状动脉前降支供血区:左心室前壁,心尖部及室间隔前 2/3。

② 右冠状动脉供血区:左心室后壁,右心室,室间隔后 1/3。

③ 左冠状动脉回旋支供血区:左心室侧壁、膈面及左心房。

病理变化:梗死灶不规则,梗死后 6 小时才能辨认,呈白色。镜下,呈凝固性坏死,第 4天后梗死灶外周出现充血、出血带,镜下见该带内血管充血、出血,有较多中性粒细胞浸润。

MI 后,血和尿中肌红蛋白升高,谷氨酸 - 草酰乙酸转氨酶(GOT)、肌酸磷酸激酶(CPK)及乳酸脱氢酶(LDH)的血浓度升高,其中尤以 CPK 和 LDH 对 MI 的诊断是敏感而可靠的指标。另外,CPK 的 MB 同功酶(CPK-MB)的大量增加对诊断 MI 有特异性参考意义。

并发症可有心脏破裂、室壁瘤、附壁血栓形成、急性心包炎、心律失常、心功能不全、心源性休克等。

四、思考与练习

1. 简述大中动脉的组织学结构特点。
2. 简述动脉粥样硬化的病理变化。
3. 试分析高血压与动脉粥样硬化的相关性怎样？

五、知识拓展

汪某某,女性,62 岁

主诉:间歇性跛行 4 年,加重 1 年。

现病史:4 年前病人发生左下肢间歇性跛行,足背动脉搏动消失。行走约 280 米。

既往史:高血压病 6 年。

体格检查:体温 36.5℃,脉搏 80 次 / 分,血压 140/90mmHg。左下肢皮温明显减低,左下肢肌肉松弛,左足无汗出,未见汗毛滋长,第三足趾末端有一约米粒大小的皮肤坏死,下肢动脉搏动:股动脉左 ++,右 +++;腘动脉左 –,右 ++;足背动脉左 –,右 ++;胫后动脉左 –,右 ++。

辅助检查:血管彩超,左侧股浅、腘、胫后、足背动脉未探及血流先兆,股动脉内斑块产生,右侧下肢动脉充盈欠佳,有斑块产生。

诊断:动脉硬化闭塞症 3 期I级。

问题:

1. 结合病例,分析受损动脉的组织结构及其病理变化。
2. 结合所学循环系统组织学知识,分析这个病人出现这些症状的可能原因。
3. 请试着分析高血压与动脉粥样硬化两者的相关性。
4. 所做血管彩超的影像学检查对临床诊断或治疗有何辅助意义？
5. 对于此病例,你觉得还需要做哪些辅助检查？并试着给出治疗方案或治疗原则。

(刘冠兰)

第二节　综合实验Ⅱ——消化系统

一、重点和难点

重点:正常肝脏的大体形态和组织结构,各型肝炎、肝硬化、原发性肝癌的病变特点。
难点:正常肝脏组织学结构的辨认;病理状态下的肝组织变化及动态演变过程。

二、实验目的

1. 掌握肝脏疾病的发生发展的动态变化,学会用动态的观点去认识疾病。
2. 学会用疾病时的形态变化解释临床表现变化的机制。
3. 了解从正常组织结构演变为病变的过程。
4. 培养分析与解决问题的综合能力。

三、实验内容

(一)肝脏的解剖学

成人肝一般在 1600g 左右,体积 25.8cm×16.2cm×58.0cm,肝门处出入的有肝动脉、肝静脉、门静脉、肝管、淋巴管和神经等,共同被包于结缔组织内,总称肝蒂(图 16-3)。

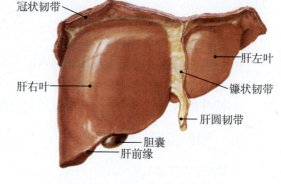

图 16-3　肝脏大体结构模式图

冠状韧带
肝左叶
肝右叶
镰状韧带
肝圆韧带
胆囊
肝前缘

(二)肝脏的组织学

肝是人体最大的消化腺,也是人体新陈代谢最活跃的器官。

(1) 肝小叶:成人肝约有 50~100 万个肝小叶,为肝的基本结构单位,呈多面棱柱体形,长约 2mm,宽约 1mm。肝小叶由中央静脉、肝板、肝血窦、窦周隙和胆小管组成(图见基础实验)。

(2) 中央静脉:肝小叶中央有一条沿其长轴走行的中央静脉,管壁由一层内皮细胞围成,内皮细胞之间连接不完整,肝血窦汇入中央静脉。

(3) 肝板:为肝细胞单层排列成的板状结构,以中央静脉为中心向四周呈放射状排列,相邻肝板分支吻合。肝细胞有三种不同的功能面:血窦面、细胞连接面和胆小管面。

(4) 肝血窦:位于肝板之间,互相吻合成网状管道。血窦腔大而不规则,血液从肝小叶的周边经血窦流向中央,汇入中央静脉。血窦壁由内皮细胞围成,窦腔内有定居的肝巨噬细胞和大颗粒淋巴细胞。

(5) 胆小管:是相邻两个肝细胞相对应的胞膜连续性凹陷与细胞膜间的细胞连接共同形成的网状微细管道,用银染法或酶组化染色法可清楚显示。当肝细胞发生变性、坏死或胆道堵塞内压增大时,胆小管的正常结构被破坏,胆汁则溢入窦周隙,进而入血,出现黄疸。

(6) 窦周隙:是血窦内皮细胞与肝细胞之间的狭窄间隙。其内充满血浆,肝细胞血窦面的微绒毛伸入窦周隙浸泡在血浆内,是肝细胞与血液之间进行物质交换的场所。窦周隙内有少量网状纤维,起支持血窦内皮的作用;还有散在分布的贮脂细胞。贮脂细胞能储存维生素 A,还能产生胶原等细胞外基质,形成窦周隙内的网状纤维。在某些慢性肝病中,贮脂细胞异常增殖,肝内纤维异常增多,可致肝硬化。

(7) 肝门管区:为几个相邻肝小叶周围角缘的结缔组织区域。有三种伴行的管道,即小叶间动脉、小叶间静脉和小叶间胆管,合称门三联管。此外门管区内还有淋巴管和神经纤维。

(三)肝脏的病理学

1. 病毒性肝炎　是由肝炎病毒引起的以肝实质变性坏死为主要病变,伴有不同程度炎细胞浸润、肝细胞再生和间质纤维增生的传染病。

(1) 肝炎的基本病变:

肝细胞变质:变性(气球样变和嗜酸性变);坏死(点片状坏死、碎片坏死、桥接坏死和大块坏死)。

炎细胞浸润:门管区和小叶内坏死周围有不同程度的淋巴细胞、单核细胞为主的炎细胞浸润。

增生:库普弗细胞游走、吞噬;间质成纤维细胞增生,进而不同程度的肝纤维化,易转变为肝硬化;肝细胞再生,细胞体积大、双核、染色深;胆小管增生。

(2) 肝炎分型分类:

普通型肝炎:急性普通型(黄疸型和无黄疸型);慢性普通型肝炎(轻、中、重度)。

重型肝炎:急性重型肝炎和亚急性重型肝炎。

(3) 各型肝炎的病变特点:

急性普通型肝炎:肝细胞气球样变,点状坏死和炎细胞浸润,嗜酸小体形成(图 16-4)。最常见,多为乙型肝炎,临床表现为肝大压痛、食欲减退、厌油,肝功能异常。多在半年内渐恢复;乙肝中 5%~10%,丙肝 5% 发展为慢性,病程超过半年。

慢性普通型肝炎:肝细胞碎片、桥接坏死,伴有增生(图 16-5)。病程半年以上。轻度者门管区周围纤维组织增生,肝小叶完整。中度者门管区增生纤维向小叶内长入,肝小叶大部分存在。中度者出现假小叶,坏死区肝细胞不规则增生。

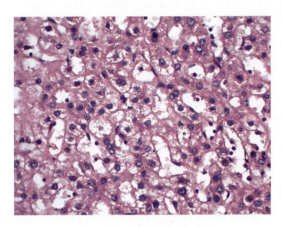

图 16-4　急性普通型肝炎(高倍)

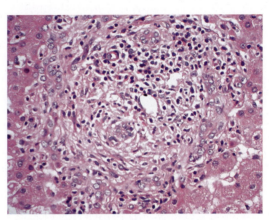

图 16-5　慢性普通型肝炎(高倍)

重型肝炎:肝细胞大片坏死、崩解,纤维支架塌陷。急性者少见,起病急,病变重(肝细胞"一片荒芜"),发展迅猛,死亡率高(死因见肝昏迷、消化道大出血、急性肾衰、弥散性血管内凝血)。亚急性者多由急性发展演变而来,少数由普通肝炎恶化而来,肝细胞出现再生结节,病程达 1~ 数月。

2. 肝硬化　最常见的原因为乙型肝炎,由肝细胞弥漫性变性、坏死,继而纤维组织增生和肝细胞结节状再生,三者长期、反复交错进行,导致肝小叶结构改建(假小叶)和血液循环紊乱(门脉高压和肝功障碍),最终使肝体积缩小、变形、变硬,形成肝硬化(图 16-6)。一般经过 7 年左右肝硬化可发展为肝癌。

3. 原发性肝癌　是由肝细胞或肝内胆管上皮细胞发生的恶性肿瘤。病毒性

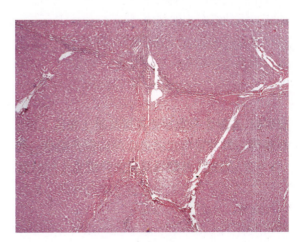

图 16-6　结节性肝硬化(低倍)

肝炎,尤其是乙型,其次是丙型与肝癌关系密切。肝硬化、黄曲霉菌、亚硝胺类化合物与肝癌发生有关。根据组织发生,分为肝细胞性肝癌、胆管上皮癌、混合性肝癌。肝细胞性肝癌最常见,分化低者异型性明显,常有巨核、多核巨细胞,癌细胞排列成索状、腺管状等(图16-7)。临床表现为进展性、消瘦、肝区痛、黄疸、腹水。病人常在 4~6 个月内死亡,死因常为恶病质、大出血、肝性脑病。

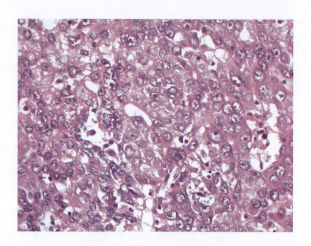

图 16-7   肝细胞性肝癌(高倍)

四、思考与练习

1. 正常肝脏的结构与功能。
2. 肝小叶、胆小管、窦周隙的概念。
3. 急性肝炎的特征性变化。
4. 肝硬化是如何发生发展的?

五、知识拓展

病例一

患者,女,70 岁,因"乏力、头晕、眼花 1 年,饭后腹部疼痛,饿时疼痛好转 2 个月,突发上腹剧痛迅速波及全腹并伴恶心,呕吐 2 天"急诊入院。

现病史:1 年来无任何诱因自觉疲乏无力、头晕、眼花,尤以蹲位站起时加重,食欲不振,消瘦明显,体重下降 10kg,经常失眠及手足麻木。

既往史:健康,无偏食,常吸烟、饮酒。

体格检查:体温:39℃,脉搏 96 次 / 分,血压 120/75mmHg,神志清楚,急性痛苦面容,无鼻、齿龈及皮肤出血,心肺无异常,腹部压痛、反跳痛。

辅助检查:大便隐血试验(+);肿瘤系列显示为阴性;胃酸分泌量高于正常值,骨髓穿刺:诊断为巨幼红细胞性贫血;腹部立位 X 片示右膈下大量游离气体,膈肌抬高。

诊断:1. 慢性胃炎,2. 胃溃疡合并胃穿孔,3. 急性弥漫性腹膜炎,4. 恶性贫血。

问题:

1. 结合所学组织学内容,分析该患者哪些组织受到了损伤,并说明理由。
2. 根据病例,讨论该患者血象如何,为什么?
3. 结合消化管组织学内容,说出该患者胃酸分泌增多的组织学基础是什么?该细胞的微细结构如何?
4. 根据所学知识解释患者出现上述症状的原因。
5. 解释该患者出现恶性贫血的原因。

病例二

患者,女,46 岁,已婚,农民。10 年前感到右上腹轻微胀痛,食欲减退,厌油腻,曾到当地医院检查,诊断为"病毒性乙型肝炎",住院治疗,病情好转,但"转氨酶"仍高。以后患者有牙龈出血,定期肝功能检查时好时坏。2 年前因内痔出血、神志恍惚入院,诊断为"慢性肝炎、肝硬化,肝功能亢进伴早期肝昏迷"。经治疗,症状改善,但肝功能仍未恢复正常。2 天前因吃了猪肉饺子后感腹部不适,今日凌晨 1 点左右突然呕鲜血,黑便多次,伴有少尿,神志不清。急诊来院。

入院检查:体温 37.6℃,心率 96 次 / 分,呼吸 22 次 / 分,血压 110/85mmHg。面容发黄,消瘦,神志不清,不能回答问题。巩膜黄染,两侧瞳孔等大等圆。心律齐,无杂音。双肺呼吸音清,未闻及啰音。腹软,肝脾未触及,腹部移动性浊音阳性。两踝阵挛阳性,双臂扑翼样震颤,其他无异常。

实验室检查:血常规:RBC 3.05×10^{12}/L,Hb 103g/L,WBC 4×10^9/L,其中中性粒细胞 72%,淋巴细胞 32%。肝功能:总蛋白 73g/L,白蛋白 33g/L,球蛋白 38g/L,丙氨酸氨基转移酶 141U/L。甲胎蛋白(AFP)检测:836μg/L。食管钡餐造影见食管下 1/3 静脉曲张。

入院后给予低盐、低蛋白静脉营养及止血、抗感染治疗,病情不见好转而继续恶化。今日 18 点左右出现点头呼吸,双侧瞳孔扩大,对光反射消失,经抢救无效而死亡。

问题:

1. 根据以上病历摘要试作出诊断。
2. 该病人都累及到了哪些组织和器官?
3. 分析本例疾病的发生发展过程。
4. 试用病理改变解释病人的临床症状和体征。
5. 患者的死亡原因是什么?

(刘冠兰)

第三节 综合实验Ⅲ——呼吸系统

一、重点和难点

重点:肺的正常组织结构和病理变化特点。

难点:慢性支气管炎、肺气肿、肺心病的动态演变过程。

二、实验目的

1. 建立由正常到疾病的学习方法。
2. 主要掌握气管和肺的正常组织结构。
3. 了解气管和肺的病理变化特点及动态演变过程。

三、实验内容

(一)肺的解剖学(图 16-8)

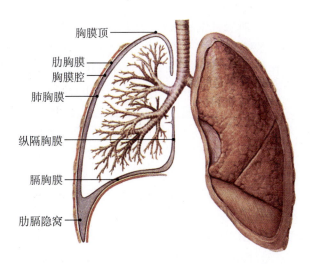

图 16-8 肺大体结构模式图

(二) 肺的组织学

肺表面被覆浆膜,即胸膜脏层。肺组织分为实质和间质。间质是指肺内结缔组织及其中的神经、血管、淋巴管等。肺实质指肺内支气管的各级分支及其末端的肺泡。支气管自肺门入肺后,反复分支,以支气管为第 1 级,每一次分支即为一级,共有 24 级,支气管依序分支成叶支气管(第 2 级)、段支气管(第 3~4 级)、小支气管(第 5~10 级)、细支气管(第 11~13 级)、终末细支气管(第 14~16 级)、呼吸性细支气管(第 17~19 级)、肺泡管(20~22 级)、肺泡囊(第 23 级)和肺泡(第 24 级)。这一系列的分支形如一棵倒置的大树,故称支气管树。从叶支气管到终末细支气管为肺导气部;由呼吸性细支气管到肺泡为肺呼吸部,其特点是管壁上均有肺泡,是进行气体交换的主要场所。每一个细支气管及其分支和肺泡构成一个肺小叶,其尖朝向肺门,底部朝向肺表面,周围有结缔组织包绕。每叶肺约有 50~80 个肺小叶。肺小叶是肺的结构单位,也是肺病理变化的基础。临床上把仅累及若干肺小叶的炎症称小叶性肺炎。

1. 肺导气部

(1) 叶支气管至小支气管:管壁也有黏膜、黏膜下层、外膜三层,但分界不明显。随着分支,管壁渐薄,管径也渐小。上皮为假复层纤毛柱状,杯状细胞、腺体、软骨片逐渐减少,固有层外出现少量环形平滑肌束,但尚未形成完整环行层(图见基础实验)。

(2) 细支气管至终末细支气管:管壁更薄,管径更小,细支气管内径约为 1mm,终末细支气管约为 0.5mm。上皮由细支气管的单层纤毛柱状上皮逐渐变成终末细支气管的单层柱状上皮;细支气管的杯状细胞、腺体、软骨片逐渐减少甚至消失,至终末细支气管全部消失。细支气管环行平滑肌明显增加,到终末细支气管形成完整环行平滑肌层,黏膜皱襞明显。平滑肌可改变管径大小,调节进入肺小叶的气流量,支气管哮喘发作时,平滑肌收缩痉挛导致气道狭窄(图见基础实验)。

终末细支气管上皮由纤毛细胞和无纤毛的克拉拉细胞组成。克拉拉细胞呈柱状,游离呈圆顶状凸向管腔,顶部胞质内可见发达的分泌颗粒,主要分泌物是克拉拉细胞 10kD 蛋白(CC10),在肺内具有抗炎、免疫调节及抗氧化性肺损伤等作用。上皮受损时,克拉拉细胞能增殖分化为纤毛细胞。

2. 呼吸部

(1) 呼吸性细支气管:为终末细支气管的分支,由于管壁上有少量肺泡开口,故管壁不完整。管壁薄,上皮为单层立方,也有克拉拉细胞和少许纤毛细胞,在肺泡开口处移行为单层扁平上皮。上皮下尚有少量弹性纤维和平滑肌纤维。

(2) 肺泡管:为呼吸性细支气管的分支,由于管壁上有许多肺泡的开口,故管壁结构很少,仅存在相邻肺泡开口之间,在切片上呈结节状膨大,并凸向管腔。管壁表面覆有单层立方或单层扁平上皮,上皮下有弹性纤维和少量平滑肌纤维。

(3) 肺泡囊:与肺泡管相连续,每个肺泡管分支形成 2~3 个肺泡囊。肺泡囊为许多肺泡共同开口的囊腔,肺泡开口处无平滑肌纤维,故无明显的管壁(图见基础实验)。

(4) 肺泡:为半球形的小囊,直径约 200μm,开口于呼吸性细支气管、肺泡管、肺泡囊,是肺内气体交换的部位。成人肺约有 3 亿 ~4 亿个肺泡,成人肺泡总面积平均有 143m^2。肺泡壁很薄,由单层肺泡上皮和基膜组成。

① 肺泡上皮:由 I 型肺泡细胞和 II 型肺泡细胞组成,II 型肺泡细胞比 I 型肺泡细胞多,它们的数量之比大约为 3:1。

Ⅰ型肺泡细胞:细胞不规则,宽大而扁平,含核部分略厚,约为 $0.2\mu m$,Ⅰ型肺泡细胞数量虽少,但却占了肺泡上皮表面积的 95%,是肺与血液进行气体交换的场所。胞质内细胞器较少,但吞饮小泡较多,含内吞的肺泡空气中的微小尘埃,并可转运至肺泡间质。相邻的细胞之间有紧密连接。Ⅰ型肺泡细胞无分裂增殖能力,损伤后由Ⅱ型肺泡细胞增殖补充。

Ⅱ型肺泡细胞:散在于Ⅰ型肺泡细胞之间。细胞小,立方形或圆形,稍凸向肺泡腔,约占肺泡上皮表面积的 5%。胞核圆形,胞质色浅,呈泡沫状。电镜下,细胞游离面有许多短小微绒毛,胞质内含较多线粒体、粗面内质网、高尔基复合体和溶酶体。核上方还有许多分泌颗粒,大小不等,内含同心圆或平行排列的板层结构,称板层小体,主要成分是二棕榈酰卵磷脂,被释放出来后在肺泡表面形成一层薄膜,称**肺泡表面活性物质**,具有降低肺泡表面张力的作用,呼吸时防止肺泡塌陷或过度膨胀,保证肺泡大小的稳定。早产儿因Ⅱ型肺泡细胞分泌表面活性物质量不足,呼气时肺泡萎缩,出现呼吸困难。

② 肺泡隔:相邻肺泡之间的薄层结缔组织为肺泡隔,内含密集的连续毛细血管网、大量的肺巨噬细胞和丰富的弹性纤维。弹性纤维与吸气后肺泡的回缩有关。当弹性纤维发生退行性改变,肺泡的回缩较差,潴留气体增多,久之,易患肺气肿。此外,肺泡隔还含成纤维细胞、浆细胞、肥大细胞、淋巴管和神经纤维。

肺巨噬细胞:数量较多,来源于单核细胞,广泛分布于间质内,肺泡隔内最多,有的游走进入肺泡腔。肺巨噬细胞具有吞噬、免疫和分泌生物活性物质的功能,在机体的免疫防御中发挥重要的作用。肺巨噬细胞吞噬进入肺内的尘埃颗粒后,称为尘细胞。吞噬异物的巨噬细胞,可从肺泡腔经呼吸道随黏液咳出;也可沉积在肺间质内;或进入肺淋巴管,再迁移至肺门淋巴结。

③ 肺泡孔:是相邻肺泡之间气体流通的小孔,直径 $10\sim16\mu m$,呈圆形或卵圆形,一个肺泡壁上可有一个或数个,其功能是均衡相邻肺泡间气体的含量。当某个终末细支气管或呼吸性细支气管阻塞时,可通过肺泡孔建立侧支通气,但在肺感染时,也是炎症扩散的通道。

④ 气 - 血屏障:又称呼吸膜,是肺泡内气体与血液内气体进行交换所通过的结构。厚约 $0.2\sim0.5\mu m$,由肺泡表面活性物质、Ⅰ型肺泡细胞及其基膜、薄层结缔组织、毛细血管基膜和内皮构成。有的部位气 - 血屏障很薄,无结缔组织,两层基膜融合,利于气体迅速交换。某些疾病可发生肺纤维化(如矽肺)或肺水肿(如大叶性肺炎),使气 - 血屏障增厚,肺的气体交换功能障碍,出现机体缺氧。

3. 肺的血管　进入肺的血管有肺动脉和支气管动脉。

(1) 肺动脉:是肺的功能性血管,从肺门入肺后,其分支与支气管及其分支相伴行,最终在肺泡隔内形成毛细血管网。毛细血管壁与肺泡壁上皮相邻近,血液与肺泡之间的气体交换在此进行。肺泡隔毛细血管在肺小叶内汇集成小静脉,这些小静脉并不与相应的肺动脉伴行。肺动脉为弹性动脉,管腔大,管壁较薄,平滑肌少。

(2) 支气管动脉:是肺的营养性血管,与支气管伴行入肺,其分支行走在肺内小支气管和细支气管外膜中,供应管壁营养。支气管动脉的分支还进入肺动脉和肺静脉外膜,成为营养血管。支气管动脉管径较细,为肌性动脉。与肺组织进行物质交换后汇集成支气管静脉或肺静脉。

(三) 肺的病理学

1. 慢性阻塞性肺疾病(chronic obstructive pulmonary disease,COPD)是一组以慢性气道

阻塞、呼吸阻力增大、肺功能不全为共同特征的疾病统称。主要包括慢性支气管炎、肺气肿、支气管哮喘和支气管扩张症等疾病。

(1) 慢性支气管炎：是指气管、支气管黏膜及周围组织的慢性非特异性炎症。主要临床特征为反复发作的咳嗽、咳痰或伴有喘息症状，且症状每年至少持续 3 个月，连续 2 年以上。发病原因主要与呼吸道感染、吸烟、大气污染、过敏、机体抵抗力下降等有关。

病理变化：早期病变常始于较大的支气管，随着病情进展各级支气管均可受累。主要病变可见纤毛柱状上皮变性、坏死、脱落，杯状细胞增多，可伴有鳞状上皮化生(图 16-9)。支气管黏膜及黏膜下充血、水肿，淋巴细胞、浆细胞浸润。黏膜下腺体增生肥大，部分浆液腺泡发生黏液腺化生。病变后期患者支气管黏膜及腺体萎缩。病变反复发作可使支气管壁平滑肌断裂、萎缩、软骨可变性、萎缩或骨化。

临床病理联系：咳嗽、咳痰、气喘等症状，一般为白色黏液泡沫痰。急性发作伴有细菌感染时，咳黏液脓性或脓性痰。支气管痉挛或狭窄及黏液分泌物阻塞管腔时可伴喘息，听诊可闻及哮鸣音。

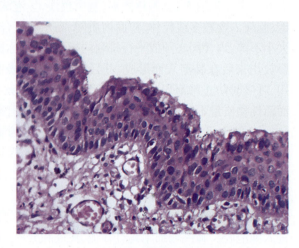

图 16-9　支气管黏膜鳞状上皮化生(高倍)

(2) 肺气肿：是呼吸性细支气管至肺泡的末梢肺组织因含气量过多，肺组织弹性减弱，并伴有肺泡间隔破坏而导致肺体积膨大的一种病理状态，多见于老年人，是支气管和肺部疾病最常见的并发症。

病因和发病机制：吸烟、空气污染、小气道感染和尘肺等是肺气肿常见的发病原因。常继发于其他肺阻塞性疾病，尤其是慢性支气管炎。发病机制：①阻塞性通气功能障碍：慢性支气管炎导致小气道管壁破坏、塌陷、纤维化导致管壁增厚、管腔狭窄，炎性渗出物和黏液栓的形成导致肺排气不畅，残气量增多；② α_1- 抗胰蛋白酶缺乏：渗出的中性粒细胞和单核细胞分泌弹性蛋白酶数量增加、活性增强，破坏了肺组织的结构，使肺泡回缩力降低；③呼吸性细支气管和肺泡壁弹性降低：长期的慢性炎症导致大量弹性纤维破坏，使细支气管和肺泡的回缩力减弱，残气量增多。

类型：据病变部位、范围和性质不同可将肺气肿分为：

1) 肺泡性肺气肿：病变发生在肺泡内，据发生的部位和范围不同又分为：①肺泡中央型肺气肿：位于肺泡中央的呼吸性细支气管呈囊状扩张，而肺泡管和肺泡囊扩张不明显，此型最为常见；②肺泡周围型肺气肿：呼吸性细支气管基本正常，肺泡管和肺泡囊扩张；③全肺泡型肺气肿：整个肺泡(呼吸性细支气管、肺泡管、肺泡囊和肺泡)均弥漫性扩张，气肿囊腔布满肺泡内(图 16-10)。

2) 间质性肺气肿：由于肺内压急剧升高，细支气管壁或肺泡壁破裂，气体进入肺间质所致。

3) 其他类型肺气肿：包括瘢痕旁肺气肿，代偿性肺气肿，老年性肺气肿。

病理变化:肉眼观病变肺组织体积明显膨大,色灰白,边缘圆钝,柔软而缺乏弹性,指压后压痕不易消退。切面见大小不等囊腔。镜下见肺泡扩张,肺泡间隔变窄断裂,相邻肺泡融合形成较大的囊泡腔。肺泡间隔受压,毛细血管床减少,肺小动脉内膜纤维性增厚。小支气管和细支气管可见慢性炎症改变。

临床病理联系:咳嗽、咳痰、呼气性呼吸困难、气促、胸闷及发绀等临床症状。严重者形成"桶状胸"。X线检查肺野扩大,透明度增强。后期肺循环阻力增大,肺动脉压升高,最终导致肺源性心脏病。

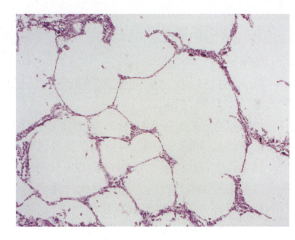

图 16-10 肺气肿(HE 低倍)

2. 慢性肺源性心脏病 慢性肺源性心脏病(chronic cor pulmonale)简称肺心病,是由慢性肺疾病、肺血管疾病及胸廓运动障碍性疾病引起肺循环阻力增加、肺动脉压升高而导致以右心室肥厚、心腔扩张,并可发生右心衰竭的心脏病。

病理变化:

(1) 肺部病变:除原有肺部疾病表现的多种病变外,肺小动脉的改变是肺心病肺部主要病变。表现为无肌型小动脉肌化及肌型小动脉中膜增生、肥厚,内膜下出现纵行肌束;肺小动脉炎、肺小动脉弹力纤维及胶原纤维增生;腔内血栓形成和机化;肺泡间隔毛细血管数量显著减少等。

(2) 心脏病变:以右心室的病变为主,肉眼见心室壁肥厚,心腔扩张,扩大的右心室占据心尖部,外观钝圆。心脏体积增大、重量增加。右心室前壁肺动脉圆锥显著膨隆,右心室内乳头肌、肉柱明显增粗,室上嵴增厚。通常以肺动脉瓣下 2cm 处右心室肌壁厚度大于 5mm(正常约为 3~4mm)作为肺心病的病理诊断标准。镜下见心肌细胞肥大,核增大、深染;也可见缺氧引起的心肌纤维萎缩、肌质溶解、横纹消失,间质水肿和胶原纤维增生等。

临床病理联系:肺心病发展缓慢,患者逐渐出现呼吸功能不全和右心衰竭的征象。病情严重者可导致脑水肿而并发肺性脑病,出现头痛、烦躁不安、抽搐、嗜睡甚至昏迷等症状。

3. 肺鳞状细胞癌 肺鳞状细胞癌最常见,常发生在段以上支气管。高分化时癌巢中有角化珠形成;中分化时有细胞角化现象,但不形成角化珠;低分化时癌巢分界不甚明显,细胞异型性大,无角化现象。

临床病理联系:咳嗽、痰中带血、胸痛。可依肿瘤侵犯组织和器官的范围不同而出现相应临床表现。此外,小细胞癌可引起类癌综合征,表现为支气管痉挛、阵发性心动过速、水样腹泻及皮肤潮红等。

四、思考与练习

1. 何为肺小叶?
2. 简述老慢支、肺气肿、肺心病三者的动态演变过程。
3. 呼吸系统疾病为何能影响心脏?

五、知识拓展

病例一

陈 xx，男，35 岁。3 天前受凉后感到头痛、畏寒，继而高热，伴咳嗽、吐铁锈色痰。今日左侧胸痛，气急不能平卧。

体格检查：体温 39.5℃，脉搏 92 次 / 分，呼吸 27 次 / 分。咽充血，左胸呼吸活动度降低，触诊语颤增强，叩诊呈浊音，听诊闻及支气管呼吸音。

辅助检查：血常规：白细胞总数 12×10^9/L，中性粒细胞 85%，淋巴细胞 8%，单核细胞 3%，嗜酸性粒细胞 4%。X 线：左肺可见大片致密阴影。

住院后经大剂量抗生素及对症治疗，病情迅速好转，2 天后体温正常，症状消失。但肺部仍闻及湿啰音。X 线复查：左肺可见不规则片状模糊阴影。住院 10 天后。肺部啰音消失，X 线检查肺部正常，痊愈出院。

诊断：左肺大叶性肺炎

问题：

1. 根据呼吸系统器官分布和组织结构特点，分析常见急性呼吸系统感染性疾病主要有哪些？主要涉及的器官与组织结构有哪些？

2. 呼吸道感染的常见病因可能有哪些（举 2~3 个例子）？分别阐述其组织结构病理变化和主要临床表现如何？

3. 根据肺的组织结构，分析病该例可能属于哪类感染？可能累及到哪些组织结构？

4. 就所学知识，从病人主诉、体查、血象和 X- 影像分析，提示哪些明显异常现象？

5. 大叶性肺炎一般主要病因与临床分期如何？试分析，该病人哪些临床依据符合大叶性肺炎的诊断？

病例二

患儿，男，4 岁。因咳嗽、咳痰、气喘 9 天、加重 2 天入院。体格检查：体温 39.5℃，脉搏 163 次 / 分，呼吸 35 次 / 分。患者面色苍白，精神萎靡，呼吸急促，口唇青紫，鼻翼扇动。两肺背侧下部可闻及湿性啰音。心率 163 次 / 分，心音钝，心律不齐。实验室检查：血常规：白细胞 2.6×10^{10}/L，中性粒细胞 85%，淋巴细胞 13%。X 线胸片：左右肺下叶可见小灶状阴影。临床诊断：小叶性肺炎、心力衰竭。入院后积极抗炎对症治疗，但病情逐渐加重，经抢救无效死亡。

尸体解剖所见：左右肺下叶背侧实变，切面可见粟粒大小散在分布的灰黄色病灶。有处病灶融合成蚕豆大，边界不整齐，略凸出于表面。镜下病变呈灶状分布，病灶中可见细支气管管壁充血并有中性粒细胞浸润，管腔中充满大量中性粒细胞及脱落的上皮细胞。病灶周围的肺泡腔内可见浆液和炎细胞。

问题：

1. 你是否同意该临床诊断？根据是什么？

2. 根据本例病变特点与大叶性肺炎如何鉴别？

3. 根据病理变化解释病人出现的咳嗽、咳痰、呼吸困难、发绀、湿性啰音及 X 线影像等表现。

4. 分析病人的死亡原因及发生机制。

5. 分析总结病人所累及的组织和器官。

(刘冠兰)

第四节 综合实验Ⅳ——泌尿系统

一、重点和难点

重点:肾的正常组织结构特点和病理变化。
难点:各型肾炎的病理变化。

二、实验目的

1. 建立由正常到疾病的学习方法。
2. 掌握肾脏的组织结构和病理变化。
3. 了解泌尿系统的常见疾病及病变过程。

三、实验内容

(一) 肾的解剖学(图 16-11)

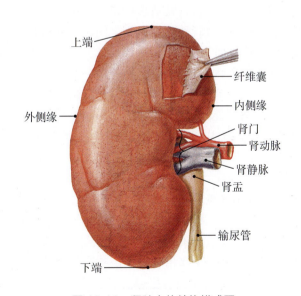

图 16-11 肾脏大体结构模式图

(二) 肾的组织学

肾形似蚕豆,内缘中部凹陷为肾门,输尿管、血管、神经和淋巴管经此出入。肾的表面包有被膜,主要由薄层致密结缔组织构成,又称肾纤维膜,很容易从肾的表面剥离,肾发生疾病时被膜易与肾实质黏连。肾实质分为**皮质**和**髓质**。

在肾的冠状切面上,外周红褐色部分为皮质,深部有 10 余个色浅的**肾锥体**构成髓质。肾锥体之间的皮质称**肾柱**。肾锥体的底朝向皮质,并向皮质发出辐射状条纹,称**髓放线**,髓放线间的皮质称**皮质迷路**,呈颗粒状,因此,皮质包括皮质迷路、髓放线和肾柱。每个髓放线及其周围的皮质迷路组成一个肾小叶。每个肾锥体与其相连的周围皮质组成一个肾叶。肾锥体尖端钝圆,突入肾小盏称肾乳头,每个肾乳头有 10~25 个乳头管开口,尿液经此孔流入肾小盏。

1. **肾实质**　肾由实质和间质两部分组成,肾实质由大量肾单位和集合小管组成。其间的少量结缔组织、血管和神经等为肾间质。肾小管和集合管都是单层上皮构成的管道,与尿液形成有关,统称**泌尿小管**。

(1)肾单位:肾单位是肾的结构和功能的基本单位,由肾小体和与其相连的肾小管两部分组成。

1)肾小体:呈球形,又称**肾小球**,由血管球及肾小囊两部分构成。肾小体有两个极,血管出入端为**血管极**,对侧为**尿极**。

① 血管球:是包在肾小囊内的一团盘曲的毛细血管,来自**入球微动脉**。入球微动脉经血管极进入肾小体后,分成 4~5 支,每支再形成数条毛细血管袢,相邻毛细血管袢间有吻合,血管袢之间有血管系膜支持。毛细血管袢逐级汇聚为一条**出球微动脉**,经血管极离开肾小体。由于出球微动脉比入球微动脉的管壁厚,而管径则较小,因此,血管球内血压较高。电镜下可见血管球毛细血管为有孔型,孔径约 50~100nm,孔上多无隔膜,有利于血液滤过。此外,在内皮细胞的腔面还覆有一层带负电荷的细胞衣,富含唾液酸,对血液中的物质有选择性通透作用。内皮外有基膜,在血管系膜侧基膜缺如,内皮细胞与系膜直接接触。

血管系膜又称球内系膜,位于血管球毛细血管之间,主要由球内系膜细胞和系膜基质组成。**球内系膜细胞**光镜下不易鉴别。电镜下呈星形,多突起,其突起可伸入内皮与基膜之间,或经内皮细胞间伸入毛细血管腔内。核小而圆,染色深。胞质内含发达的粗面内质网、高尔基复合体、溶酶体和吞噬泡等,还有少量分泌颗粒和吞噬体,胞体和突起内有微管、微丝和中间丝。系膜细胞具有多方面的功能,依靠其收缩活动影响毛细血管管径,调节血流量;吞噬、降解沉积在基膜上的免疫复合物,以维持基膜的通透性;能合成和分泌系膜基质的成分,参与基膜更新和修复;此外它还能合成、分泌肾素和中性蛋白酶等生物活性物质。

② 肾小囊:是肾小管起始部膨大凹陷而成的杯状双层上皮囊。内层或称脏层,外层或称壁层,两层之间的窄腔为**肾小囊腔**。壁层是单层扁平上皮,在尿极处与近曲小管上皮相移行,因而肾小囊腔与肾小管腔相通。壁层在血管极处折返为脏层。脏层上皮细胞形态特殊,称**足细胞**,胞体大,凸向肾小囊腔,核浅染,胞质内细胞器丰富。扫描电镜下可见从胞体发出几个大的初级突起,初级突起再发出许多指状的次级突起,相邻足细胞的次级突起相互交叉嵌合成栅栏状,紧贴在毛细血管基膜外面。相邻次级突起间有 25nm 宽的裂隙称**裂孔**,裂孔上覆有一层 4~6nm 厚的**裂孔膜**。足细胞有多种重要功能,如合成血管球基膜的Ⅳ型胶原蛋白、层黏连黏连蛋白等所有蛋白成分,参与基膜的形成和更新;有活跃的胞吞活动,参与降解基膜上的沉淀物;对血管球毛细血管起支持作用;足细胞突起内有微丝,其收缩可调节裂孔的宽度。

血管球基膜较厚,位于足细胞次级突起与毛细血管内皮细胞或血管系膜之间,成人约为330nm。电镜下基膜分三层,中层厚而致密,内、外侧薄而稀疏。基膜是以Ⅳ型胶原蛋白为骨架构成孔径为 4~8nm 的分子筛,骨架上结合着蛋白多糖(其糖胺多糖以带负电荷的硫酸肝素为主),对某些大分子物质有选择性滤过作用,防止血浆蛋白滤出,在血液物质滤过中起关键作用。

③ 滤过屏障：即滤过膜，由有孔内皮、基膜和足细裂孔膜三层结构组成。一般情况下，分子量 7 万以下，直径 4nm 以下的物质可通过滤过膜，其中又以带正电荷的物质易于通过，如多肽、葡萄糖、尿素、电解质和水。

血液经过滤过膜滤入肾小囊腔的滤液称**原尿**，在成人，每 24 小时双肾可产生原尿约 180L（每分钟约 125ml）。

2）肾小管：由单层上皮构成，外覆基膜，具有重吸收原尿中某些物质及分泌或排泄等作用。肾小管长而弯曲，依次分为近端小管、细段和远端小管三部分。

① 近端小管：是肾小管中最粗最长的一段，可分为曲部和直部，分别称为近曲小管和近直小管。

近曲小管：管径较粗，管壁较厚，腔小不规则。但在活体上当原尿充盈时则管腔扩大，细胞受牵拉而稍呈扁平状。通常上皮细胞呈立方或锥体形，界限不清，腔面有**刷状缘**，基底部可见纵纹。胞核大而圆，位于近基底部，染色浅，核仁明显，胞质嗜酸性。

电镜下，刷状缘为大量密集排列的长微绒毛，有利于重吸收。微绒毛根部的质膜内陷形成**顶小管和顶小泡**，是细胞吞饮原尿中小分子蛋白质的方式。顶小泡与溶酶体结合后，吞饮物被降解。细胞基部有许多**质膜内褶**，褶间的胞质内有纵向排列的线粒体，形成光镜下的基底纵纹。细胞侧面还有许多**侧突**，相邻细胞的侧突相互嵌合，或伸入质膜内褶的凹陷内，故光镜下细胞分界不清。侧突及质膜内褶使细胞侧面及基底面面积扩大，有利于重吸收物的排出。细胞基部质膜上具有丰富的 Na^+-K^+-ATP 酶（钠钾泵），可将细胞内钠离子泵出。

近直小管：由皮质走向髓质，其结构与曲部基本相似，但上皮细胞较矮，微绒毛、侧突和质膜内褶等不如曲部发达。故重吸收功能较曲部差。

综上所述，近端小管是原尿中有用成分重吸收的重要场所。原尿中几乎全部的葡萄糖、氨基酸、多肽和小分子的蛋白质以及大部分水、钠离子和尿素等均在此重吸收。此外，近端小管还向腔内分泌代谢产物，如氢离子、氨、肌酐和马尿酸等；还能转运和排出血液中的酚红、青霉素等药物。

② 细段：管径细，由单层扁平上皮构成。上皮细胞含核的部分凸向管腔，胞质染色浅，无刷状缘。电镜下，腔面可见少量排列不规则的微绒毛。细段因管壁薄，而利于水和离子通透。

③ 远端小管：分直部和曲部，分别称为远直小管和远曲小管。远端小管比近端小管细，管腔相对较大而规则。上皮细胞呈立方形，胞质染色较浅，细胞界限较清楚，核位于近腔侧，游离面无刷状缘，但基部纵纹明显。

（2）集合管 集合管可分为三段：①**弓形集合管**，很短，位于皮质迷路内，起始部与远曲小管末端相接，呈弓形，进入髓放线后则为直集合管；②**直集合管**，在髓放线和肾锥体内向下直行；③**乳头管**，集合管末端进入肾乳头后称乳头管。集合管上皮细胞胞质清亮，界限清楚。核圆居中，染色深。电镜下，细胞器少，游离面仅有少量短微绒毛，也有少量侧突和短小的质膜内褶。集合管也受醛固酮和抗利尿激素调节，从而进一步重吸收水和交换离子，使原尿进一步浓缩。此外，集合管还受心房钠尿肽的调节，减少对水的重吸收，导致尿量增多。

（3）球旁复合体 由球旁细胞、致密斑和球外系膜细胞组成，主要位于浅表肾单位的肾小体血管极处，该区域呈三角形。致密斑为三角形的底，入球微动脉和出球微动脉为三角形的两边,球外系膜细胞位于三角形中心。

1) 球旁细胞:靠近肾小体血管极处的入球微动脉中膜的平滑肌细胞转变为上皮样细胞,称为球旁细胞。细胞体积较大,呈立方形,核大而圆,胞质弱嗜碱性。电镜下可见少量肌丝,发达的高尔基复合体,丰富的粗面内质网,最重要的结构特征是充满大量的分泌颗粒,有膜包被,内含**肾素**。

肾素是一种蛋白水解酶,可将血浆中血管紧张素原转变成血管紧张素I,后者在血管内皮细胞分泌的转换酶作用下转变为血管紧张素II。血管紧张素I、II均可使血管平滑肌收缩而升高血压,从而增强滤过作用;另外,肾素还促使肾上腺皮质分泌醛固酮,作用于远曲小管和集合管,促进 Na^+ 的重吸收和排出 K^+,同时伴有水的进一步重吸收,导致血容量增大,血压升高。肾素 - 血管紧张素系统是机体维持血压的重要机制之一。

2) 致密斑:远端小管靠近肾小体一侧的上皮细胞由立方形变成高柱状,形成一个椭圆形的斑块状隆起,称致密斑。

致密斑是一种离子感受器,能感受肾小管滤液中 Na^+ 浓度的变化,并将"信息"传递给球旁细胞,调节球旁细胞分泌肾素,从而调节肾小管和集合管对 Na^+ 的重吸收,使 Na^+ 浓度恢复平衡。

3) 球外系膜细胞:形态结构与球内系膜细胞相似,并与其相延续。球外系膜细胞位于球旁复合体的中心,并与球旁细胞、球内系膜细胞之间有缝隙连接,因此,认为它在球旁复合体功能活动中,可能有传递"信息"的作用。

2. 肾间质　泌尿小管之间的结缔组织、血管和神经等称为**肾间质**。肾皮质的结缔组织极少,越接近肾乳头结缔组织越多。肾间质中有一种特殊的细胞,称**间质细胞**。细胞呈星形或不规则形,其长轴与泌尿小管垂直。胞质中有许多可收缩的长突起,细胞器丰富,含有许多脂滴(嗜锇性颗粒)。间质细胞有多方面功能:①产生间质内的纤维和基质;②细胞突起收缩能促进血管内血液流动,有利于重吸收;③分泌前列腺素,它是一种血管舒张剂,可降低血压,加快重吸收水分的转运,从而促进尿液浓缩。此外,肾小管周围的内皮细胞能产生红细胞生成素,刺激骨髓中红细胞生成。肾病晚期,红细胞生成素显著减少,因而出现肾性贫血。

(三) 肾的病理学

1. 急性弥漫性增生性肾小球肾炎　急性弥漫性增生性肾小球肾炎为临床最常见的肾炎类型,简称急性肾炎。其病变特点为毛细血管丛的内皮细胞和系膜细胞增生,伴中性粒细胞和巨噬细胞的浸润(图 16-12)。大多数病例与感染有关,最常见的病原体为链球菌。

肉眼观,双侧肾脏轻中度肿大,被膜紧张,表面光滑,色较红,称为大红肾;部分肾脏表面可见粟粒大小的出血点,故又称为蚤咬肾。切面的皮质可略增厚。

光镜下,双侧肾脏大部分肾小球受累,肾小球体积增大、细胞数目明显增多

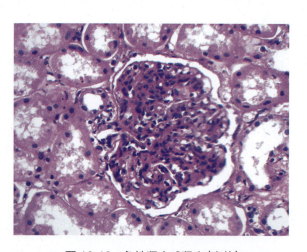

图 16-12　急性肾小球肾炎(高倍)

是其主要的特征。受累肾小球内皮细胞和系膜细胞增生,内皮细胞肿胀,早期可见中性粒细胞和单核细胞浸润。

本病主要见于儿童,通常于咽部等感染后 10 天左右发病,主要临床表现为急性肾炎综合征:少尿、无尿、血尿、蛋白尿和管型尿。成人患者症状不典型,可表现为水肿和高血压,常伴有血尿素氮增高。

儿童患者预后好,多数患儿肾脏病变逐渐消退,症状缓解和消失。成人患者预后较差,转变为慢性肾小球肾炎比例较高。

2. 快速进行性肾小球肾炎 快速进行性肾小球肾炎(RPGN),又称为急进性肾小球肾炎,本组肾炎的病理学特征为肾小囊壁层上皮细胞增生并形成新月体,故又称为新月体性肾小球肾炎或毛细血管外增生性肾小球肾炎。为一组病情急速发展的肾小球肾炎,临床表现为快速进行性肾炎综合征:病人由蛋白尿、血尿等症状迅速发展为少尿、无尿,肾功能发生进行性衰竭。如不能及时治疗,患者常在数周至数月内因急性肾衰竭而死亡。

肉眼观,双侧肾脏肿大,色苍白,表面可见点状出血,切面可见皮质增厚。

光镜下,特征性病变为大部分肾小囊内有新月体形成。新月体主要由增生的壁层上皮细胞和渗出的单核细胞构成,可有中性粒细胞和淋巴细胞浸润。以上成分附着于肾球囊壁层,在毛细血管球外侧形成新月形或环状结构。病变肾单位所属肾小管萎缩、消失。肾间质水肿、炎症细胞浸润,后期发生纤维化。

3. 慢性肾小球肾炎 慢性肾小球肾炎为不同肾小球肾炎发展的终末阶段,故称为终末期肾。病变特点是大量肾小球发生玻璃样变和硬化(图 16-13),又有慢性硬化性肾小球肾炎之称。

慢性肾小球肾炎不是一种独立的疾病,通常是由不同类型的肾炎发展而来,而发病机制各不相同。不同原因引起的肾小球损伤最终均可引起肾小球玻璃样变、硬化,到了终末阶段,原来肾小球肾炎的病变特点通常很难分辨。

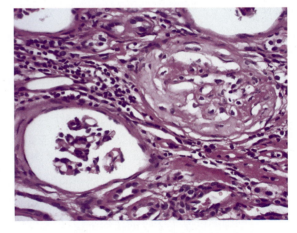

图 16-13 慢性肾小球肾炎(高倍)

肉眼观,双侧肾脏对称性体积缩小,重量减轻,颜色灰白,质地变硬,表面呈弥漫性细颗粒状。切面皮质变薄,皮髓质分界不清晰。小动脉壁增厚、变硬。肾盂周围脂肪增多。慢性肾炎的大体改变被称为"继发性颗粒性固缩肾"。

光镜下,早期肾小球尚可见原发肾炎的病变。后期肾小球弥漫性纤维化及玻璃样变性,其所属的肾小管萎缩、消失。间质纤维结缔组织增生,常伴有淋巴细胞及浆细胞浸润。间质纤维化使局部玻璃样变的肾小球相互靠拢。病变轻的肾单位出现代偿性改变,肾小球体积增大,肾小囊腔扩张,其所属的肾小管扩张,腔内可见各种管型。肾内微、小动脉出现玻璃样变,管壁增厚、管腔狭窄。

4. 慢性肾盂肾炎 慢性肾盂肾炎为肾小管 - 间质的慢性炎症,特点是慢性肾小管、间质纤维化和瘢痕形成,常伴有肾盂、肾盏的纤维化和变形。慢性肾盂肾炎是慢性肾衰竭的常见原因之一。

肉眼观,肾脏体积缩小,并出现不规则的凹陷性瘢痕。切面可见,肾被膜增厚,皮髓质界限不清,肾乳头萎缩,肾盏和肾盂因瘢痕收缩而变形,肾盂黏膜粗糙、增厚。肾脏瘢痕数量不等,多见于肾脏的上、下两极。病变可为单侧或双侧。如为双侧,则两侧病变不对称。这一特征与慢性肾小球肾炎不同。慢性肾小球肾炎的病变常为弥漫性,颗粒分布均匀,两侧病变对称。

光镜下,病变呈不规则的灶状分布,部分区域肾小管萎缩,其他区域肾单位代偿性肥大,肾小管扩张,管腔内可出现均质红染的胶样管型,形态与甲状腺滤泡相似,称为甲状腺样变。肾间质纤维化并有淋巴细胞、浆细胞等炎细胞浸润。急性发作时,出现大量中性粒细胞浸润,并有小脓肿形成。早期肾小球病变较轻,仅可见肾小球周围纤维化;末期包括肾小球在内的整个肾单位功能丧失,肾小球萎缩、纤维化、玻璃样变。瘢痕内小动脉发生闭塞性动脉内膜炎,其他部位微、小动脉出现玻璃样变和硬化。

慢性肾盂肾炎病程较长,常缓慢发病,表现为间歇性无症状性菌尿,有的病人则表现为急性肾盂肾炎症状的间歇性发作。有的病人发病隐匿,病人就诊晚,常表现为缓慢发作的肾功能不全和高血压。肾盂肾炎时肾小管改变较肾小球改变出现早且重,尿浓缩功能下降明显,多尿、夜尿症状明显,蛋白尿较轻。电解质丧失可引起低钠、低钾及代谢性酸中毒。肾组织纤维化和小血管硬化使肾组织缺血,肾素分泌增加,引起高血压。晚期肾组织破坏严重,引起氮质血症和尿毒症。X线肾盂造影检查显示肾脏不对称性缩小,伴有局灶性粗大瘢痕和肾盏变形。

5. 肾细胞癌 又称为肾癌,是最常见的肾脏恶性肿瘤,多发生于40岁以上的成年人。肾细胞癌的组织学分类:

(1) 透明细胞(非乳头状)癌:为最常见的类型,占肾细胞癌的70%~80%。镜下肿瘤细胞圆形或多边形,胞浆透明或颗粒状,呈片状、梁状或腺管状排列,无乳头状结构形成。大部分肿瘤细胞分化较好,少数具有明显异型性。

(2) 乳头状癌:癌细胞立方或矮柱状,呈乳头状排列。乳头中轴间质内可见泡沫细胞及砂砾体。

(3) 嫌色细胞癌:光镜下可见明显的细胞膜,胞浆淡染或略带嗜碱性,核周常有空晕。细胞呈实性片状或灶状分布,血管周围常有大细胞围绕。

肾细胞癌可发生于肾的任何部位,但多见于上下极(尤其是上极)。肉眼观,透明细胞癌常表现为实质性圆形肿物,直径3~16cm。切面淡黄色或灰白色,常有灶状出血、坏死、软化或钙化等改变,具有红、黄、灰、白等多种颜色相交错的多彩性的特征。肿瘤压迫周围组织,形成假包膜。乳头状癌可为多灶和双侧性,常伴有出血和囊性变,有时肉眼观可见乳头状结构。

肾脏早期症状常不明显,到肿瘤体积很大时才被发现。病人可出现发热、乏力和体重减轻等全身症状。腰痛、肾区肿块和血尿为具有诊断意义的三个典型症状,但是三者同时出现的几率小,待诊断明确时常已进入晚期。

因肾癌组织血管丰富,早期即可发生血道转移,有时原发灶很小,局部尚无表现,但已侵入肾静脉而发生远处转移。最常发生于肺和骨。由于肿瘤可产生异位激素和激素样物质,病人可出现多种副肿瘤综合征。

6. 膀胱移行细胞癌 膀胱移行细胞癌为泌尿系最常见的恶性肿瘤,多发生于50~70

岁之间,男性发病率是女性的 2~3 倍。

移行细胞癌是膀胱癌中的重要组织学类型,其他类型为鳞状细胞癌和腺癌,但是均较少见。

移行细胞癌的好发部位为膀胱侧壁和膀胱三角区近输尿管开口处。肿瘤可为单发或多发性,大小不等,直径自数毫米至数厘米。分化好者多呈乳头状,也可呈息肉状,有蒂与膀胱黏膜相连。分化差者常呈扁平状突起,基底宽,无蒂,并向深层浸润。肿瘤切面灰白色,可有坏死等改变。

根据肿瘤细胞分化程度可将移行细胞癌分为Ⅲ级。

(1) 移行细胞癌Ⅰ级:肿瘤呈乳头状,细胞具有一定的异型性,但分化较好,移行上皮特征明显。核分裂象少。细胞层次增多,但无明显极性紊乱。通常无向周围黏膜浸润的现象。

(2) 移行细胞癌Ⅱ级:肿瘤呈乳头状、菜花状或斑块状。细胞仍具有移行上皮的特征,但异型性和多形性较明显。核分裂象较多,并有瘤巨细胞形成。细胞层次明显增多,极性消失。癌细胞可侵及上皮下固有膜结缔组织,甚至到达肌层。

(3) 移行细胞癌Ⅲ级:肿瘤失去了乳头状结构,可为菜花状,底部无蒂,也可为扁平斑块状,表面可出现坏死和溃疡。细胞分化差,失去移行上皮特征,异型性明显,极性紊乱,大小不一,可见瘤巨细胞。核分裂象多,并有病理性核分裂象。肿瘤常浸润至肌层,并可侵及邻近的前列腺、精囊或子宫、阴道等脏器。

膀胱癌最常见的症状是无痛性血尿。部分病例因肿瘤侵犯膀胱壁,刺激膀胱黏膜或并发感染,出现尿频、尿急和尿痛等膀胱刺激症状。如肿瘤阻塞输尿管开口,则可引起肾盂积水、肾盂肾炎甚至肾盂积脓。

四、思考与练习

1. 肾单位的组成及特点。
2. 滤过膜的组成及功能。
3. 肾炎的发病机制。
4. 急性肾炎的特征性变化及急性肾炎综合征。
5. 慢性肾炎的特征性变化及慢性肾炎综合征。
6. 膀胱癌的组织学特点。

五、知识拓展

病例

张某,男性,40 岁,工人。患者因血压升高数年、间断性眼睑水肿 2 年、多尿和夜尿 2 月、近 2 周尿量减少、心慌胸闷、视力模糊,近 2 天症状加重而入院。

既往史:数年前经肾穿刺活检诊断为慢性炎症。

体格检查:体温 38.5℃,心率 116 次 / 分,呼吸 38 次 / 分,血压 165/120mmHg。急性病容,全身中度压凹性水肿,以面部、手足部明显。双侧颈静脉怒张,心界稍扩大,可闻及心包摩擦音。双肺底可闻及湿性啰音。腹部膨隆,可叩及移动性浊音。肝右肋下 2cm,质地中等,脾未触及。

实验室检查:红细胞 2.0×10^{12}/L,血红蛋白 65g/L,白细胞 12×10^{9}/L,其中中性粒细胞 83%。尿比重 1.010,尿蛋白(+),红细胞(++),管型尿(+),血液非蛋白氮(NPN)214mmol/L。X 线:

心脏扩大,心搏动弱。两肺纹理粗,双下肺可见雾状阴影。

入院后进行对症治疗,效果不佳,病人逐渐烦躁、嗜睡、昏迷,经抢救无效死亡。

尸检所见:主要病变在肾脏,左肾重75g,右肾重78g(正常单侧肾脏重量为200~250g),质硬,表面呈均匀细颗粒状,切面皮质萎缩变薄,纹理模糊,皮质和髓质界限不清。镜下观察见大多数肾小球萎缩、纤维化、玻璃样变,其所属肾小管萎缩消失;间质纤维化伴有淋巴细胞浸润,残留的肾小球代偿肥大,肾小管扩张。

问题:

1. 简述肾脏的正常组织结构及其病理改变。

2. 联系病理改变,试作出病理诊断并说明诊断依据。

3. 请解释病人出现的临床症状和体征。

4. 分析患者心脏和肾脏在发病及病理变化方面有何关系?

5. 解释病人的死亡原因及发生机制。

(刘冠兰)

第五节　综合实验 V——女性生殖系统

一、重点和难点

重点:卵巢、子宫的组织学结构和病理变化特点。

难点:卵巢和子宫内膜的周期性变化及常见病的病理变化。

二、实验目的

1. 建立由正常到疾病的学习方法。

2. 掌握卵巢、子宫的组织学结构和病理变化特点。

3. 了解女性常见病多发病的病理变化及发病机制。

三、实验内容

(一) 女性生殖系统解剖学(图 16-14)

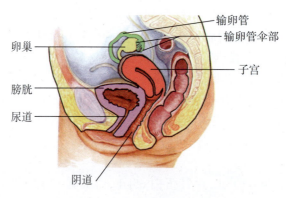

输卵管
输卵管伞部
卵巢
子宫
膀胱
尿道
阴道

图 16-14　女性生殖系统组成模式图

(二) 卵巢的组织学

卵巢呈扁椭圆形,表面被覆单层扁平或立方上皮,称表面上皮,在成人,85% 的卵巢癌来源于该上皮。上皮下方为薄层致密结缔组织,称白膜。卵巢实质的周围部称皮质,中央部称髓质,两者分界不明显。皮质含不同发育阶段的卵泡、黄体和白体等。髓质由疏松结缔组织构成,其中含有许多迂曲的血管和淋巴管。

1. 卵泡的发育与成熟　卵巢的结构有明显的年龄变化,卵泡发育始于胚胎时期,第五个月胎儿的双侧卵巢约有 700 万个原始卵泡,出生时约有 100 万 ~200 万个,青春期时尚存 4 万个。女性一生中卵巢共排卵约 400 余个,其余卵泡均在不同年龄先后退化。

卵泡的发育是一个连续的变化过程,一般分为原始卵泡、初级卵泡、次级卵泡和成熟卵泡四个阶段。每一阶段的卵泡主要由一个卵母细胞和其周围的多个卵泡细胞构成。

(1) 原始卵泡:位于卵巢皮质的浅层,数量多,体积小。卵泡由中央的一个初级卵母细胞和周围一层小而扁平的卵泡细胞组成。初级卵母细胞为圆形,胞质嗜酸性,核大而圆,染色浅。电镜下,胞质含丰富的线粒体,高尔基复合体和板层状排列的滑面内质网等。

(2) 初级卵泡:由原始卵泡发育而来。由中央的一个初级卵母细胞和周围单层或多层卵泡细胞组成。其结构的主要变化是:①初级卵母细胞体积增大,胞质内高尔基复合体、粗面内质网、游离核糖体等增多;在靠近质膜的胞质中出现高电子密度的由溶酶体形成的皮质颗粒;②卵泡细胞增生,由扁平变成立方形或柱状,由一层增殖为多层;③紧靠卵母细胞的一层卵泡细胞变成柱状,呈放射状排列,称放射冠;④在卵母细胞与卵泡细胞之间出现一层均质状、折光性强、嗜酸性的膜,称透明带。透明带由三种蛋白(ZP1、ZP2 和 ZP3)组成,其中 ZP3 为精子受体。

(3) 次级卵泡:由初级卵泡继续发育形成。其结构的主要变化是:①卵泡细胞层数继续增多,出现**卵泡腔**,腔内充满卵泡液;②由于卵泡腔扩大,初级卵母细胞与其周围的透明带、放射冠和部分卵泡细胞突入卵泡腔内形成**卵丘**;③分布在卵泡腔周围的数层卵泡细胞排列密集呈颗粒状,故称**颗粒层**,构成**卵泡壁**,卵泡细胞改称为**颗粒细胞**;④卵泡周围结缔组织形成**卵泡膜**。卵泡膜分化成内、外两层。内层含有较多的膜细胞。外层含较多环形排列的胶原纤维和平滑肌(图见基础实验)。

(4) 成熟卵泡:由次级卵泡发育而来,是卵泡发育的最后阶段。其结构的主要变化是:①卵泡体积显著增大,直径可达 2cm,向卵巢表面突出;②在排卵前 24 小时内,初级卵母细胞完成第一次成熟分裂,形成一个大的次级卵母细胞和一个很小的第一极体。继之,次级卵母细胞迅速开始第二次成熟分裂,并停留在分裂中期,再次处于休止状态。人的卵泡发育从初级卵泡至成熟卵泡约需 85 天,因此卵泡的发育是跨越几个周期的。

2. 排卵　成熟卵泡破裂,次级卵母细胞从卵巢排出的过程称**排卵**。排卵一般发生在月经周期的第 14 天,通常左右卵巢交替排卵。排出的次级卵母细胞若在排卵后 24 小时内受精,则继续完成第二次成熟分裂,形成单倍体(23,X)的卵细胞和一个第二极体;若未受精,则退化消失。

3. 黄体的形成与退化

(1) 黄体的形成:排卵后,残留在卵巢内的卵泡颗粒层和卵泡膜向卵泡腔内塌陷,卵泡膜的结缔组织和毛细血管伸入颗粒层,这些结构在黄体生成素(LH)的作用下逐渐发育成体积较大、富含血管并具有内分泌功能的细胞团,新鲜时呈黄色,故称黄体。由颗粒黄体细胞和膜黄体细胞组成。分泌孕激素和雌激素。

（2）黄体的退化：黄体的发育取决于排出的卵是否受精。如卵未受精，黄体维持两周左右即退化，称月经黄体；退化后的黄体逐渐被增生的结缔组织取代，成为瘢痕样的白体。如卵受精，则在黄体生成素和胎盘分泌的绒毛膜促性腺激素（HCG）的作用下，黄体继续发育增大，称妊娠黄体。妊娠黄体分泌大量的雌激素和孕激素，还有松弛素，这些激素可维持妊娠。

4. 卵泡的闭锁与间质腺　退化的卵泡称闭锁卵泡。卵泡闭锁是一种基因控制的细胞凋亡过程。原始卵泡和早期初级卵泡退化时，先是卵母细胞退变，卵泡细胞退变稍晚发生。晚期初级卵泡和早期次级卵泡退化时，卵母细胞退变消失，透明带塌陷，存留一段时间后也消失。晚期次级卵泡和成熟卵泡闭锁时，可形成间质腺，间质腺能分泌雌激素。人类的间质腺不发达，猫及啮齿动物的间质腺较发达。

（三）子宫的组织学

子宫为腔小壁厚的肌性器官，分**子宫底**、**子宫体**和**子宫颈**；子宫壁由外向内分为外膜、肌层和内膜三层。因子宫底、子宫体和子宫颈的结构有所差异，故分别叙述。

1. 子宫底部和子宫体部

（1）外膜：为浆膜。

（2）肌层：很厚，由平滑肌和肌纤维间结缔组织构成，自内向外大致可分为黏膜下层、中间层和浆膜下层。黏膜下层和浆膜下层较薄，由纵行的平滑肌束组成。中间层最厚，由内环行和外斜行平滑肌束组成，有丰富的血管。

（3）内膜：由单层柱状上皮和固有层组成。上皮由分泌细胞和散在的纤毛细胞组成。固有层结缔组织较厚，有较多的**子宫腺**和丰富的网状纤维、血管、淋巴管及神经。子宫内膜按结构和功能的不同，分为表浅的**功能层**和深部的**基底层**。功能层较厚，发生周期性变化以及胚泡植入均在此层。基底层较薄，在月经和分娩时均不发生脱落并能增生修复功能层。

2. 子宫内膜的周期性变化　自青春期开始，子宫底部和体部的内膜在卵巢分泌的雌激素和孕激素作用下出现周期性变化，即每隔28天左右发生一次内膜剥脱、出血、修复和增生，称月经周期。分为3期，即月经期、增生期、分泌期（图见基础实验）。

（1）月经期：为周期的第1~4天，由于排出的卵未受精，月经黄体退化，雌激素和孕激素分泌量骤然下降，螺旋动脉收缩，内膜缺血，导致包括血管壁在内的各种组织细胞坏死。而后，螺旋动脉短暂扩张，致使功能层的血管破裂，血液及坏死组织块一起剥脱进入子宫腔，经阴道排出即为月经。先剥脱的部位先修复，而进入增生期。

（2）增生期：为周期的第5~14天。此期卵巢内有一批卵泡正在迅速生长，在生长卵泡分泌的雌激素作用下，上皮细胞与基质细胞不断分裂增生，产生大量的纤维和基质。增生早期，子宫腺少，短而细；增生中期，子宫腺增多，增长而稍弯曲，腺细胞胞质内出现糖原；增生晚期，子宫内膜增厚至3mm左右，内膜上皮细胞呈高柱状，子宫腺继续增多、增长且弯曲，腺腔扩大，腺细胞呈柱状，核下区糖原聚集，螺旋动脉也增长、弯曲。当卵巢内有一个卵泡发育成熟并排卵，子宫内膜随之进入分泌期。

（3）分泌期：为周期的第15~28天。此期因黄体形成，在黄体分泌的雌激素和孕激素作用下，子宫内膜继续增厚。子宫腺极度弯曲，腺腔扩大，腺腔内充满分泌物。同时，固有层基质内组织液增多，呈现生理性水肿。基质细胞胞质内充满糖原和脂滴称为前蜕膜细胞。螺旋动脉继续增长,更加弯曲。此时,卵若受精,子宫内膜进入妊娠期,内膜继续增厚,发育为蜕膜;若卵未受精,卵巢内的月经黄体退化,则进入月经期。

子宫内膜周期性变化的生理学意义在于为胚泡植入子宫内膜做准备。

3. 子宫颈 子宫颈壁由黏膜、肌层和外膜组成。外膜为纤维膜;肌层由散在的平滑肌和富有弹性纤维的结缔组织构成,这种弹性成分对于分娩时子宫颈的扩张有重要作用;宫颈阴道上部黏膜形成许多大而分支的皱襞,相邻皱襞之间的裂隙形成腺样的隐窝,其为子宫颈腺。

宫颈管黏膜上皮为单层柱状上皮,其中以分泌细胞最多,能分泌碱性黏液,有利于精子穿过;纤毛细胞较少,协助分泌物排出;还有较小的储备细胞,位于柱状细胞与基膜之间,是干细胞,参与上皮细胞的更新和损伤的修复。宫颈阴道部的黏膜上皮为复层扁平上皮,通常宫颈外口是单层柱状上皮与复层扁平上皮的交接处,两者突然改变,无过渡上皮形态,分界清楚,接合处的位置可随年龄而变化,此处是宫颈癌的好发部位。

(四) 卵巢和子宫的病理学

1. 慢性子宫颈炎 是育龄期女性最常见的妇科疾病,多为非特异性感染,宫颈黏膜充血水肿,间质内淋巴细胞、浆细胞和巨噬细胞等慢性炎细胞浸润,可伴有宫颈腺上皮增生、柱状上皮鳞状上皮化生、鳞状上皮柱状上皮化生和宫颈腺上皮鳞状上皮化生等病变。根据慢性宫颈炎的临床病理特点,将其分为以下几种类型:

(1) 宫颈糜烂:糜烂是指宫颈阴道部鳞状上皮坏死脱落,形成浅表缺损,称为真性糜烂,较少见。临床上常见的是宫颈阴道部鳞状上皮损伤,柱状上皮下移修复鳞状上皮,致使上皮下血管显露而呈红色,称为假性糜烂。假性糜烂表面柱状上皮呈炎性乳头状增生,呈红色细小颗粒状突起,又称为乳头状糜烂。

(2) 宫颈腺体囊肿:又称为纳博特囊肿。子宫颈转化带鳞状上皮损伤后出现再生,宫颈腺在鳞状上皮内的开口被过度生长的细胞阻塞,腺体分泌黏液潴留不能排出,腺体逐渐扩大呈囊状,称为宫颈腺体囊肿。

(3) 宫颈息肉:由宫颈柱状黏液上皮、增生的宫颈腺体组织,炎性增生的纤维结缔组织和毛细血管及浸润的炎细胞共同组成的外生性突起物。宫颈息肉是慢性炎症的增生性病变,有蒂与宫颈口相连,表面糜烂或溃疡形成,柱状上皮或腺体可被鳞状上皮替代,切除可治愈。

2. 子宫颈癌 宫颈癌是女性患者因癌致死的主要原因之一,几乎所有的浸润性宫颈癌都是由宫颈上皮内瘤变(cervical intraepithelial neoplasia, CIN)发展而来,但不是所有的 CIN 均可进展为浸润性癌,部分 CIN 可以持续存在,甚至退缩而不发展为癌。

(1) 宫颈上皮内瘤变:宫颈上皮内瘤变也称为鳞状上皮内病变,分为轻、中、重度宫颈上皮非典型增生和原位癌,是指宫颈鳞状上皮部分出现异型细胞累及上皮层次程度不同的描述。依据累及细胞层次的不同分为三级。CIN I 级:异型细胞仅占上皮的下 1/3;CIN II 级:异型细胞占上皮的下 2/3;CIN III 级:异型细胞累及上皮的 2/3 以上直至全层,一般认为异型细胞累及鳞状上皮全层者称为鳞状上皮原位癌,但现已将其归至 CIN III 级。

(2) 宫颈浸润性癌:宫颈浸润性癌占全世界妇女恶性肿瘤的第二位,乳腺癌是妇女首见的恶性肿瘤。发展中国家女性宫颈癌的发病率高于发达国家。常见病理类型是鳞状细胞癌(图 16-15)。

大体类型分为：糜烂型、乳头状型、外生菜花型、内生浸润型和溃疡型。

组织学类型：宫颈鳞状细胞癌占75%，腺癌占20%，其他组织学类型占5%，包括腺鳞癌、小细胞神经内分泌癌和腺样囊性癌等。

扩散：①直接蔓延：癌组织向上浸润破坏子宫颈全段、子宫体黏膜和肌层，向下累及阴道穹窿及阴道壁，向两侧可侵及宫旁和盆壁组织；②淋巴道转移：是子宫颈癌最常见和最重要的转移途径；癌组织首先转移至子宫颈旁淋巴结，然后依次至闭孔、髂内、髂外、髂总、腹股沟及骶前淋

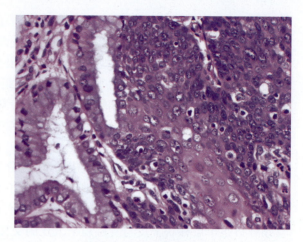

图 16-15　宫颈鳞癌（高倍）

巴结，晚期可转移至锁骨上淋巴结；③血道转移：较少见，晚期可经血道转移至肺、骨及肝。

临床病理联系：宫颈癌最突出的症状是接触性出血和不规则阴道流血，白带增多，有特殊腥臭味。早期治疗宫颈癌可提高患者的生存率和生活质量，患者的预后与肿瘤的临床分期有关。

3. 子宫内膜异位症　子宫内膜异位症是指子宫内膜腺体和间质出现于子宫内膜以外的部位。患者常表现为痛经、月经不调、盆腔疼痛和盆腔肿块。80% 发生于卵巢（如巧克力囊肿），内膜腺体及间质异位于子宫肌层中，称为子宫腺肌病，子宫肌层内仅见子宫内膜腺体而没有子宫内膜间质细胞，称为腺肌瘤。

肉眼观为紫蓝色或棕黄色结节，质软。出血后机化与周围器官发生纤维性黏连。

镜下，异位的子宫内膜组织常于卵巢与子宫肌层内，可见与正常子宫内膜相似的子宫内膜腺体和子宫内膜间质，伴随吞噬红细胞裂解后的含铁血黄素细胞聚集。

4. 子宫平滑肌瘤　子宫平滑肌瘤是女性生殖系统最常见的肿瘤，肿瘤多位于子宫肌层内，也可位于黏膜下或浆膜下，少数肿瘤位于子宫阔韧带。肿瘤单个或多个，大多数肿瘤为灰白色球形肿物，表面光滑，无包膜，与周围组织分界清楚而不黏连，切开后易从切面剥离。切面灰白质，质韧，编织状或漩涡状，较大肿瘤中心可见大小不等的质软裂隙区域或囊性软化区，亦可见缺血性坏死与出血，有时可见透明、黏液变性、红色变性和钙化。镜下，肿瘤细胞与正常子宫平滑肌细胞相似，如果肿瘤细胞异型性明显，并且核分裂象明显增多（>10 个每 10 个高倍视野），或伴有病理核分裂象，肿瘤内出现凝固性坏死，则为平滑肌肉瘤。

5. 卵巢腺癌　卵巢腺癌是卵巢内最常见的恶性肿瘤，常发生于 40~60 岁女性，35 岁以下者极少发生，分为浆液性囊腺癌、黏液性囊腺癌、卵巢子宫内膜样腺癌和透明细胞腺癌，以浆液性囊腺癌最多见。卵巢腺癌直径达到 10~16cm 时，常突破卵巢，出现腹腔种植。

（1）浆液性囊腺癌：占卵巢所有恶性肿瘤的 1/3，不伴囊腔形成可称为浆液性腺癌，同时伴有明显乳头形成可称为浆液性乳头状囊腺癌。肿瘤体积大，境界不清，与周围组织黏连。肿瘤呈实性、微囊性或较大囊腔形成，单囊或多囊，形成囊状的肿瘤囊壁内侧密集分布乳头，相互融合，表面可见出血与坏死，触摸或切开时可呈砂砾样感，可见血性腹水。镜下，浆液性

囊腺癌细胞层次多而排列紊乱,可见囊状、实性细胞巢、乳头状、不规则腺样结构,弥漫性浸润间质组织,突破卵巢表面浸润周围组织,伴明显纤维间质增生性反应。癌组织中可见形状不规则、大小不等的同心圆状蓝染钙化物沉积,称为砂砾体。约 1/3 的浆液性囊腺癌伴有砂砾体形成。

(2)黏液性囊腺癌:较浆液性囊腺癌少见,瘤内密集分布大小不等囊腔,腔内见透明、淡蓝色或血性黏液,有些肿瘤内见浆液性囊腔。也可见实性区域和乳头形成。镜下,肿瘤细胞分化差异较大,可呈分化较好的高柱状黏液细胞,形成筛孔状结构,也可见分化差的印戒细胞。肿瘤组织浸润纤维性间质是诊断黏液性囊腺癌的确切依据。

四、思考与练习

1. 简述各期卵泡的组织结构特点。
2. 叙述子宫内膜的周期性变化和形态结构特点。
3. 简述子宫颈的上皮特点及宫颈癌的病理变化。
4. 试述卵巢的一般结构及卵巢癌的病理变化。

五、知识拓展

病例

李某,女,33 岁。主诉:结婚 11 年,未行避孕,未孕。现病史:患者与丈夫孙某于 2003 年结婚,婚后有正常夫妻生活,一直未避孕未孕。2005 年在当地医院行 HSG(输卵管造影)示:双侧输卵管伞端积水,盆腔炎。2006 年在 XX 医院行宫腔镜检 + 腹腔镜下双侧输卵管整形造口 + 盆腔黏连松解 + 双侧输卵管通液术,术中示:双侧输卵管通而不畅。术后未避孕仍未孕。现月经干净 3 天,无腹痛发热。自起病以来,患者无头昏乏力、无胸闷气促、无畏寒发热等不适,精神、食欲、睡眠可,大小便正常。

既往史:既往体健。否认"结核"、"肝炎"等传染病病史,否认外伤史及输血史,无药物、食物过敏史。

月经史:13 岁发经,3~5 天 /28~30 天 2014 年 05 月 06 日,经量中等,无血块及痛经,白带呈黄白色,黏稠,无异味。

婚姻生育史:22 岁结婚;无怀孕史。

体格检查:

1. 常规检查:体温: 36.7℃,脉搏:72 次 / 分,呼吸:19 次 / 分,血压:125/80mmHg。发育正常,营养中等,神清,无皮疹,浅表淋巴结不大,头部器官大致正常,咽无充血,扁桃体不大,颈静脉无怒张,气管居中,胸廓无畸形,呼吸平稳,左上肺叩浊,语颤增强,可闻湿性啰音,心界不大,心率 100 次 / 分,律齐,无杂音,腹软,肝脾未及。

2. 妇科检查:外阴正常,阴道通畅,内有黄白色分泌物,无异味,宫颈大小正常,轻度糜烂。宫体前位,正常大小,质地中,活动好,无压痛,双附件未扪及异常。

辅助检查: B 超:子宫未见异常,双侧输卵管轻度积水,左侧优势卵泡。尿液 HCG:阴性。

精液检验:男方查精液:灰白色,量 3.5ml,黏稠度(++),液化时间 1.5 小时,活动力一般,活动率 45%,精子数 348 万 /ml,白细胞(+)。

诊断:原发性不孕。

问题：

1. 卵细胞的发生、排卵、受精、卵裂、与运输的过程如何？试分析李某原发性不孕的原因是什么？

2. 联系男性生殖系统的组织学结构特点如何？精子完成受精需具备哪些条件？孙某是否存在某些异常？

3. 临床上导致不孕不育的主要原因有哪些？分析不孕主要问题存在于李某还是孙某？

4. 描述临床常用的试管婴儿(体外受精与胚胎移植)的方法及其过程主要有哪些？目前效果水平如何？

5. 试分析该例是否适合实施试管婴儿术？将存在哪些风险？

（刘冠兰）

第三篇　设计创新性实验

第十七章

设计创新实验

第一节　研究性学习和创新性实验

一、大学生研究性学习和创新性实验（模拟申报）

（一）申报标书内容

1. 项目选题　选题方向要明确,内涵要丰富,语句要响亮。一般要从小处着手,具体细致,体现出课题的深入性,通过"小"来搏"大",只有"小"才能体现出它的可操作性。

2. 研究目的、意义　研究目的要明确,通过研究拟达到的目标;研究要有意义,有理论价值和实际应用价值。

3. 研究内容和拟解决的主要问题　研究立论要有依据,内容要具体。拟解决的关键问题:即为完成你的课题需要解决的最棘手的问题,或者说解决了它,就可以使你的课题能够顺利完成的一些必须解决的问题。

4. 研究现状和发展动态　研究现状和发展动态是与项目有关的问题在国内外研究的动态和已经取得的进展,你将通过哪些措施获得最新的研究成果。

5. 研究积累和已取得的成绩　研究积累和已取得的成绩是你的研究经历和已取得的相关研究成绩。佐证你有能力完成本项目的能力。

6. 项目创新点和特色　这是课题的精华所在,如何体现它的意义,项目值不值得做全在于此,要从立意上、方法上、或概念上有所创新才行,要体现出自己的特色。

7. 研究的技术路线　研究的技术路线是研究方案与实施步骤,可附一个流程图,简明扼要标出自己的技术路线。

8. 研究进度及预期成果　研究进度及预期成果是你分阶段实施的研究计划和将可能取得的阶段性与最终获得的研究成果。

9. 研究条件保障可行性分析　研究条件保障可行性分析是你对项目所涉及的基础条件、团队成员、时间以及主持人的组织能力与经费运行等因素的理性评估。

10. 经费预算   经费预算是你预计所需费用和开支的方向。

（二）项目实施检验

1. 开题报告

（1）国内外研究现状

（2）主要研究内容、研究方法及实验过程

（3）预期成果

（4）工作进度及具体安排

（5）经费预算（开支项目、金额、用途）

2. 按期分项实践和采集相关数据

3. 统计分析凝练成果（实验报告、论文，综述）

4. 中期报告

（1）计划执行情况概述

（2）计划主要进展和所取得的成果

（3）存在的问题、纵深研究的建议及其他需要说明的情况

（4）论文目录（论文注明：刊物名称，时间，卷（期），起止页码）

二、论文创作发表

科研论文就是反映科学研究方法、结果和描述科研成果的文章，简称之为科技论文。它既是探讨问题进行科学研究的一种手段，又是描述科研成果进行学术交流的一种工具。它包括学年论文、毕业论文、学位论文、科技成果论文等，总称为学术论文。

（一）论文创作

1. 论文立题   题目是文章最重要和最先看到的部分，应能吸引读者，并给人以最简明的提示。应尽量做到简洁明了并紧扣文章的主题，要突出论文中特别有独创性、有特色的内容（内容、方法、结果），使之起到画龙点睛，启迪读者兴趣的作用。字数不应太多，一般不宜超过 30 个字。

如："中性粒细胞在大鼠肾缺血再灌注造成肺损伤中的作用研究"

2. 作者署名   署名是论文的必要组成部分，要能反映实际情况，标明作者的排名、单位、地域、邮编与合作关系等信息。

3. 论文摘要   论文摘要是文章的内容不加注释和评论的简短陈述。为了国际交流，还应有外文（多用英文）摘要。摘要是在文章全文完成之后提炼出来的，具有短、精、完整三大特点。不需多加评论。摘要应具有独立性和自含性，即不阅读原文的全文，就能获得必要的信息。摘要中要有数据、有结论，是一篇完整的短文，可以独立使用，也可以引用，还可以用于工艺推广。其内容应该包含与报告论文同等量的主要信息（附英文），以供读者确定有无必要阅读原论文全文，也可提供给文摘第二次文献采用。

4. 关键词（主题词）   按《国务院公文主题词表》的通知，国办秘函［1997］350 号为标准。关键词是从论文的题名、摘要和正文中选取出来的，是对表述论文的中心内容有实质意义的词汇。关键词是用作计算机系统标引论文内容特征的词语，便于信息系统汇集，以供读者检索。每篇论文一般选取 3~8 个词汇作为关键词，另起一行，排在"摘要"的下方。 主题词是经过规范化的词，在确定主题词时，要对论文进行主题分析，依照标引和组配规则转换成主

题词表中的规范词语。(参见《汉语主题词表》和《世界汉语主题词表》)顶格写"关键词",空两格后依次列出,之间可用分号隔开,最末一词不加标点。

5. 正文书写 正文是科研论文的主体。包括前言、材料(临床资料)、方法、结果、讨论五部分内容,,其中某些部分(特别是方法和结果)还需列出小标题,以使层次更加清晰;结果可附图或三线图表。

在正文中要体现论点、论据,论证的过程中还应:

(1) 提出问题 - 论点;

(2) 分析问题 - 论据和论证;

(3) 解决问题 - 论证方法与步骤;

(4) 结论。

6. 文献应用 著录格式:作者、文章名,刊物名,年份,卷(期):起止页码。

(二) 发表出版

1. 科研论文打印设置

(1) Word 文档:A4 纸型,页边距:左右 3.17cm,上下各 2.5cm;页眉:1.7cm;页脚:1.75cm;

(2) 标题:(居中,小二黑体),作者姓名(小四号宋体)作者单位,城市(邮编)(五号仿宋);

(3) 摘要与关键词:(五号,楷体);

(4) 正文(五号宋体,段首空两个汉字字符,1.25 倍行距);

1.1 一级子标题(小四号,宋体,加粗)

1.1.1 二级子标题(五号,宋体,加粗)

(5) 参考文献(五号,黑体);

(6) 页码:暂不设置页码。

2. 科研论文的投稿 撰写一篇论文的创作只是个人的劳动,必须要在公开的杂志刊物进行发表,得到社会的认同,才能发挥社会效益,也才能体现劳动的社会价值。因此,科研论文的发表,是一个学者实现劳动价值,积累学术财富的最终过程。

3. 杂志的刊号标识与级别

(1) 刊号:ISSN—国际刊号;CN——国内刊号(国家新闻出版广电总局);

(2) 级别:

国家级:国家部、办或全国性学会(重点高等院校)主办的专业刊物;《中国科学》(A-E 级)(中、英文版)、《中国社会科学》(中、英文版)为最高级别。

核心级:国家核心级(科技核心级)刊物、统计源 刊物和一般数据源刊物。

省级:部办、省厅或全省级学会(普通高等院校)主办的专业刊物;

凡以上刊物发表的论文均可在"维普"、"知网"及"万方"等数据库在线阅读 PDF 或下载。

4. 论文的引用 论文一旦发表,即为社会财富,可无偿被他人参考引用和品评。此举也是检验论文质量与社会价值的标准。

(1) 引用率:系该论文被引用的频次;

(2) 引用级别:系该论文所引用刊物的级别。

a. 国内一般刊物:统计源刊物和一般数据源刊物;

b. 国家核心刊物:《人大复印材料》、《新华文摘》等,但一定是已发表的论文,一旦被引用,该论文将产生更高的二次社会价值。

c.国际性刊物的引用:凡用外文发表的论文有可能被国际性自然科学国际索引刊物引用。

☆ SC——美国《科学引文索引》其英文全称为 Science Citation Index,由美国科学情报研究所出版;

☆ EI——《工程索引》Engineering Index,美国工程信息公司出版;

☆ ISTP——《科技会议录索引》Index to Scientific & Technical Proceedings,由美国科学情报研究所(ISI)编辑出版;

☆ EN——《荷兰医学文摘》Excerpta Madia Database 荷兰医学情报所出版,系世界唯一用英文出版的医学文摘索引机构。

三、项目结题主要内容

1. 书写结题报告
(1) 基本情况
(2) 研究成果简介
(3) 项目研究总结报告
(4) 经费使用情况
2. 结题材料附件
(1) 申报标书
(2) 项目批文
(3) 活动资料(图文)
(4) 获奖证书
(5) 论文附件
(6) 其他资料
3. 项目评审答辩　以 PPT 形式汇报项目执行情况,接受领导、专家的答辩。
4. 项目成果申报　项目完成后,汇集图文资料,整理文档,申报大学生创新创业大赛(地厅级、省级、国家级),两年 1 次。

四、研究成果与转化应用

研究成果将转化为社会效益和经济效益。

五、形成性评价(标书与论文练习)

在老师的指导下,由学生自己组团(5 人 1 组)选题,分工合作,模拟撰写一份《大学生研究性学习和创新性实验计划》标书。作为代表作(实验教学形成性评价)。

(吴长初)

第二节　组织学石蜡切片制作

一、实验意义

石蜡制片技术,是组织学与病理学传统经典制片技术。近年来,随着科学的发展,无论在动物选择、标本取材、固定处理、切片还是染色诸方面,都有颇多的改进,在满足常规的教学需要基础上,已成为医学科研不可缺少的应用技术之一。因此,开展石蜡制片技术开放性实验改革,对于提高大学生自主学习效果,理论知识的巩固,开拓大学生的科学思维和应用技能的培养,促进研究与创新性实验计划项目实施等方面,都具有重要的实际意义。

二、目的要求

要求严格掌握石蜡制片技术主要仪器设备的使用和整个制片技术的过程,熟悉 HE 染色的原理,了解不同动物组织取材的选择要求。

三、实验内容

(一) 石蜡切片技术

组织取材/固定——脱水、透明——浸蜡、包埋——修块、切片——贴片、烤片——脱蜡、复水——染色——脱水、透明——干燥——封片。

(二) 实验器材筹备

1. 仪器设备　滚动切片机(莱卡,飞毛刀片)、控温电烤箱,自动恒温箱,控温水浴锅。

2. 主要器材　搪瓷蜡杯 500ml、染色缸(立式 1000ml、广口瓶 250ml、磨口瓶 500ml、玻片(盖、载玻片)、染色提篮、腊带盘、摊片盘。

3. 常用器械　手术刀(尖、圆)、手术剪、手术镊子(有齿、无齿)、手术钳。

4. 常用试剂　染色剂(苏木素、伊红)、乙醇(化学纯无水)、二甲苯(分析纯)、升汞、重铬酸钾、冰醋酸。

5. 常用耗材　石蜡(50~60C°)、蜂蜡、滤纸、中性树脂胶、动物麻醉剂。

(三) 实验动物

家兔、大白鼠、家猫等

(四) 操作步骤

1. 取材和固定　根据需要取出人或动物的新鲜组织。其大小 0.5~1.0cm³。立即投入固定液固定 6~24 小时。固定的主要目的是使组织内蛋白质凝固。以保持原来的形态结构。常用的固定液有以下几种:

(1) 10%中性甲醛溶液(formalin)

(2) Zenkers 液

(3) Bouins 液

2. 脱水和包埋　普通固定液多为水溶液,必须先脱去组织内水分,为浸蜡创造条件。脱水剂通常是乙醇,从低浓度至高浓度的乙醇处理,去净组织内水分。然后用二甲苯替代出乙醇,组织块浸入二甲苯后逐渐变得透明。再将组织块置入溶解的石蜡,使石蜡浸入组织并替换出二甲苯。最后将组织块包埋到石蜡内,使组织产生一定的硬度,便于切片。

3. 切片 用切片机将组织切成5~6μm厚的薄片。把切下的薄片粘于附有甘油蛋白的载玻片上,置温箱中烤干。

4. 染色 染色的目的是使组织内不同的结构染上不同的颜色,以利显微镜下观察。染色的方法很多,应根据研究目的选用。组织学和病理学教学标本最常用的是HE染色。

HE染色是一种复合染色法。苏木精是碱性染料,可使组织中的酸性物质如胞核内的染色质、细胞质内的核蛋白体、软骨内的基质和黏液等染成紫蓝色。它们对碱性染料亲合力强称为嗜碱性。伊红是酸性染料,可使组织中的碱性物质如细胞质的普通蛋白质、核仁和胶原纤维等染成粉红色。它们对酸性染料亲和力强称为嗜酸性。其他特殊染色,如硝酸银、铁苏木素和PAS等(图17-1)。

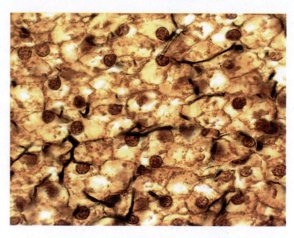

图 17-1 胆小管(镀银染色 高倍)

5. 脱水和封片 染色后的切片经乙醇(由低浓度至高浓度)脱水,二甲苯透明。再在组织片上滴加适量树胶,将盖玻片盖在树胶上,待干后即可观察和长期保存。

(五) 切片检验

在显微镜下用低倍检查整个组织的完整性,进行透明度、分色性、色匀度与饱和度分析;在高倍镜下观察细胞结构完整性、保真性与清晰度。

四、思考与练习

1. 石蜡切片的主要步骤有哪些?

2. HE染色的主要过程有哪些,其原理如何?

3. 你对本项目实施的体会和建议有哪些?

4. 实验报告:书写一份800字以上的实验报告(实验名称、实验操作,切片效果和实践体会)。

(吴长初)

第三节 疏松结缔组织铺片制作

一、目的要求

1. 掌握制作铺片的基本方法和技术。

2. 掌握疏松结缔组织主要组成成分。

3. 了解细胞染色的基本方法和过程。

二、实验原理

巨噬细胞具有活跃的吞噬功能,活体注射台盼蓝后,定时取材即可观察到吞噬了台盼蓝颗粒的巨噬细胞在组织器官中的分布。

三、实验器材

健康成年大鼠,体重 200~250g。台盼蓝、亚甲蓝、普通光学显微镜、手术器械、分离针、载玻片、吸管、棉花、手套等。

四、实验步骤

1. 新配制 1% 台盼蓝生理盐水,活体腹腔注射共 5 次,隔日 1 次。注射剂量分别为 0.5ml、1ml、1.5ml、2ml、2ml。
2. 第 5 次注射 3~4h 后,皮下过量注射 4% 异戊巴比妥钠将大鼠麻醉致死。
3. 在腹股沟处取少量皮下组织,用分离针分离平铺于载玻片上,越薄越好。
4. 待风干后,用 10% 甲醛溶液固定 15~30min。自来水冲洗。
5. 用吸管滴加 2~4 滴 0.3% 亚甲蓝染液(0.3 亚甲蓝加水至 100ml),染色 1min。
6. 用滤纸吸取多余的染液。将样本放在显微镜下观察。

五、思考练习

1. 总结本实验用到的实验器材有哪些?
2. 要想得到理想的实验结果,本实验的关键点是什么?
3. 描述一下镜下所观察的结果。

(刘冠兰)

第四节　血涂片制作

一、目的要求

1. 掌握血涂片的制作过程。
2. 观察血涂片,掌握各类血细胞的形态。
3. 了解血细胞的计数方法。

二、实验器材

碘伏、采血针、棉签、载玻片、Wright 染液、胶头滴管、蒸馏水。

三、实验步骤

1. 用棉签蘸取碘伏消毒供血者的左手环指,采血者用左手拇指和食指绷紧供血者的左手环指,右手拿采血针,垂直刺入,可见血液流出,待血液成滴时,转移到一张载玻片的 1/3 端处。

2. 拿另一张载玻片,与前者成 30°~45° 角,下缘浸入血滴,当血液沿载玻片下缘均匀散成一条线,轻轻向前一推,推出一层薄薄的血膜(注意一次推成)。

3. 自然晾干。滴入一滴 Wright 染液,晃匀,覆盖整个血膜。3min 后滴入等量蒸馏水,以保持湿润。染色 10~15min。

4. 自来水冲洗。自然晾干,放镜下观察。

四、思考练习

1. 写出血涂片的制作过程。
2. 描述镜下所观察的结果。

(刘冠兰)

第四篇 虚拟仿真实验

第十八章
虚拟仿真实验

一、形态学虚拟仿真实验系统概述

本实验系统学生端共分两大部分五个模块:①教学与自学:视频点播、虚拟操作、仿真读片、课堂自测;②考试模块:模拟考试。实验内容涵盖了正常与畸形三维胚胎标本;显微形态的多种研究技术与方法,如组织切片制作、免疫组织化学、原位杂交、细胞培养等;虚拟切片,总计包含200多张组织学切片,每张切片有4倍、10倍和40倍镜下图像。通过仿真镜读片,拓展了显微镜的倍率和测量等功能,解决了显微镜和片库资源短缺和协调问题。此系统实现了实验教学信息化,实现了教学手段多样化,有利于学生自主学习,提高了学生学习兴趣与能力。

二、平台使用简介

(1) 使用浏览器进入虚拟仿真实验中心,网址:http://58.20.60.38:8000/openlearning/,进入平台后,选择"显微形态学虚拟仿真实验平台"(图18-1)。实验者点击进入"显微形态学虚拟仿真实验平台"后,选择"组织胚胎学"实验模块,弹出登录页面(图18-2),实验者以学生身份使用个人账号进行登录操作。

(2) 完成登录操作后,进入"医学虚拟仿真实验教学平台"的组织胚胎学模块。在平台页面左侧的菜单栏中,包含了学习进度、课程描述、学习活动、管理。在学习进度菜单中,实验者可以读取个人的学员级别、课程的学习进度百分比、学习时间等项目;在课程描述中,主要是对实验内容的介绍;在学习活动菜单中,能够实现学习小组的组建、组员沟通,可以通过答疑中心及时与教师进行提问,还能够通过教学资源子菜单下载实验相关资源;在管理菜单中,可以设置个人的学习计划、查询进度和考核成绩以及查看学习活动情况。

"医学虚拟仿真实验教学平台"的组织胚胎学模块右侧栏,主要是信息提示栏,包括公告栏、课程评价、事件提示、学习笔记等内容。

(3) 实验者直接点击实验名称可以进入实验内容,实验者可以查看实验的名称、实验资

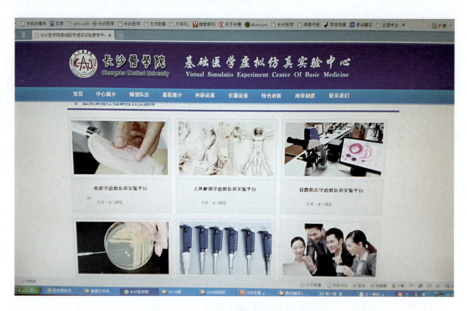

图 18-1 虚拟仿真实验中心首页

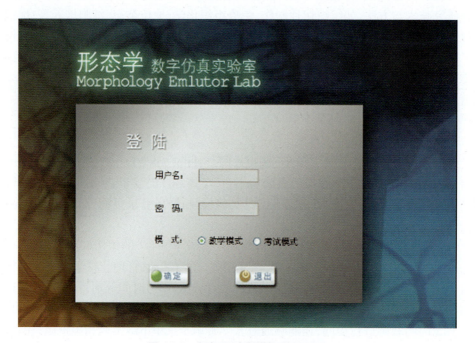

图 18-2 组织胚胎学模块登录页面

源地址、实验扩展属性、资源评价等,在实验内容底部还可以查看实验时间。实验者点击实验资源地址栏的实验内容,就可以开始虚拟仿真实验的相关操作,比如虚拟切片的读取、血涂片的制作、细胞培养等。

三、组织胚胎学虚拟实验内容

组织学与胚胎学虚拟实验内容为开放性实验,作为学生第二课堂的学习扩展。现在可以使用的内容包括以下三个方面。

(一) 显微镜的结构、使用与保护

学生登录系统进入教学模式后,可以选择此内容的学习。可以立体显示显微镜的成像原理,显微镜结构的三维展示,并可以通过观看视频学习显微镜的操作和维护(图 18-3)。

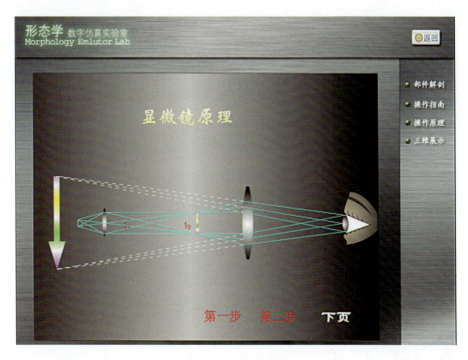

图 18-3　显微镜原理

(二) 虚拟切片

系统内包含了四大基本组织和九大系统器官的虚拟切片资源,学生可以点击自己需要的内容进行低、中、高倍的切片观察,可以实现局部放大,任意缩放,图片清晰,结构明显(图 18-4)。

(三) 实验考试

实验考试模块由教师组生成试卷库,学生点击实验考试将随机抽取试卷库中的试卷进行测试,测试结果也由老师进行电子评阅(图 18-5)。但是在课下,也有切片读片能力检测模块,学生随时可以点击图片检测,写出答案,系统自动评阅,并可以查看答案及分析。

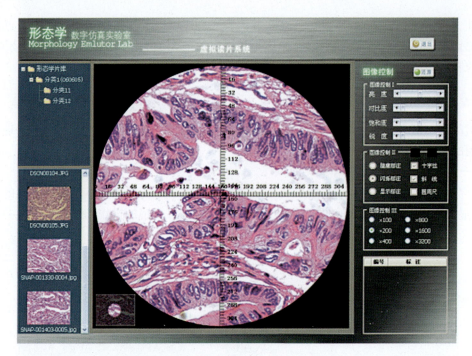

图 18-4　虚拟切片读片

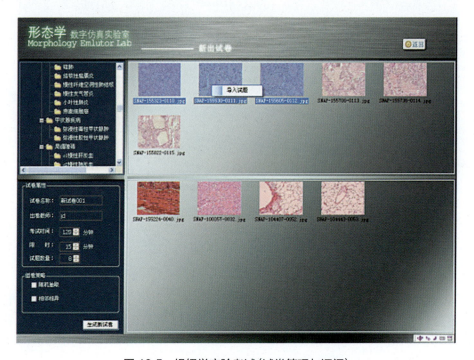

图 18-5　组织学实验考试（试卷管理与评阅）

（刘冠兰）

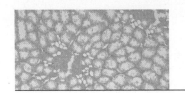

主要参考文献

1. 邹仲之,李继承.组织学与胚胎学.第8版.北京:人民卫生出版社,2013.

2. 祝继明,伍赶球.医用组织学与胚胎学.北京:北京大学医学出版社,2011.

3. 吴长初,刘冠兰.形态学实验教程.北京:北京大学医学出版社,2014.

4. 严文保,祝继明.组织学与胚胎学实验指导.北京:北京大学医学出版社,2008.

5. 杨廷桐.医学形态学实验指导.北京:人民卫生出版社,2008.

6. 杨虹,国宏莉.医学显微形态学实验.北京:科学出版社,2015.

7. 张培功,张燕.医用形态学实验.第3版.北京:北京大学医学出版社,2011.